每朝3分の丹田呼吸で体も心も元気になる

最高呼吸法

藤麻美子——著　川嶋朗——監修
陳朕疆——譯

每天3分鐘讓身體活氧循環，啟動正念療癒力

前言

不分年齡，人人都可以養成「不易疲勞和生病」的身體

肩膀痠痛、腰痛、膝痛、頭痛。除了這些身體上的「疼痛」之外，高血壓、肥胖、高血糖、高血脂、憂鬱症等都會讓人覺得身體不舒服。

現代人對於身體的煩惱可說是無窮無盡。

近年來，就算是年輕人，也有不少人有身體不適的問題。

更不用說超過四十歲、邁向中老年之後，對於身體的不適，越來越多人只會想著「畢竟已經老了嘛」、「既然是老化現象，只能接受了吧」，進而放棄調養自己的身體。

與年齡無關，若您有任何身體不適、或者是心情低落的問題，請一定要參考看看本書所介紹的最高呼吸法——**「15秒丹田呼吸法」**，將這當成每天早上的習慣。

我的身體原本很虛弱，不僅有肩膀痠痛、腰痛、易感到疲勞等慢性症狀，也很常感冒。

再加上我在三十多歲的時候曾經出車禍，造成頸部挫傷。

就算到許多醫院、診療所給醫生看過，症狀也不見改善，常讓我覺得心灰意冷「難道我真的必須忍受著這樣的痛苦度過一生嗎……」

當時，不管是正在從事的高中教職工作，還是家事、育兒等工作都做得不好。不管怎麼調養我的身體，都覺得提不起勁。

不過，在某些緣分下，我開始接觸15秒丹田呼吸法。當我把這種方法變成每天的習慣，我的身體也開始慢慢好轉。

以頸部挫傷為首，包括嚴重的肩膀痠痛在內，各種困擾了我很長一段時間的症狀皆漸漸好轉，現在已完全消失。現在我因為演講而需要飛遍日本各地，卻不會因此而感到疲勞。

即使生活相當忙碌，我仍會每年抽出一些時間到國外旅行。每一天都覺得很有精神，身體充滿能量，不會感到疲勞。

而且15秒丹田呼吸法不只對我有效，幾乎所有呼吸法教室內的學生都適用。許多人告訴我，雖然他們的症狀和我不同，但在用了這個方法後症狀都獲得改善，甚至消失。而且在這之後，夫妻間或家人間的關係也少了許多摩擦。

我希望可以藉由寫下本書，讓許多人和我一起感受到同樣的驚喜和愉悅。

恢復身體和心靈的元氣！什麼是15秒丹田呼吸法？

15秒丹田呼吸法是什麼呢？一言以蔽之，就是**利用深度腹式呼吸，讓體內充滿氧氣的呼吸方式**。

「丹田」是位於肚臍下方的「穴道」。將拳頭放在肚臍的正下方，拳頭的下緣

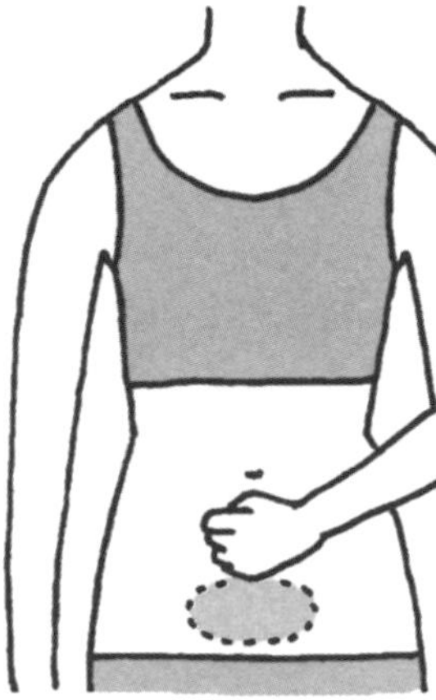

位置就是「丹田」（請參考上方插圖）。

東洋醫學中，將丹田視為**「全身的能量中心」**（精氣、氣力聚集之處），非常重視這個地方。不只是醫學，在劍道、柔道等武術中，也將蓄力於丹田視為一切的基礎。

近年來，越來越多足球或田徑等領域的一流運動選手，開始重視「丹田」。若在運動的任何時候，都能意識到全身能量的中心「丹田」，身體軸線就不會亂跑，使運動員可以發揮最佳的表現。

本書所介紹的15秒丹田呼吸法，就是專注在「丹田」上的呼吸法，包括**「基本15秒丹田呼吸法」**與**「丹田草裙舞」**。

之後會再詳細說明如何實行這種方法。

簡單來說，「基本15秒丹田呼吸法」就是在簡單的準備體操之後，將手放在丹田上，依照自己的節奏，一邊吸氣一邊數到五，接著再一邊吐氣一邊數到十。重複「15秒呼吸」共十次。

準備體操約30秒，接著再進行十次15秒呼吸（150秒＝2分30秒）。讀秒會依照每個人的節奏而略有不同，不過整套做完，總花費時間應該會在3分鐘左右。

另一方面，「丹田草裙舞」則是我從夏威夷草裙舞中獲得靈感，自創的呼吸法。一邊將意識集中在丹田上，一邊扭動身體，藉由身體的持續擺動，增加身體的柔軟度，舒緩肌肉。

好好做完「丹田草裙舞」的準備體操後，再進行「基本15秒丹田呼吸法」，這就是完整版的15秒丹田呼吸法。

每天早上，讓自己放鬆心情，做一遍「基本15秒丹田呼吸法」。如果有時間，再加上「丹田草裙舞」。雖然每個人的狀況可能略有不同，但若能養成習慣，可以期待會有以下效果。

・消除肩膀痠痛、腰痛、膝蓋痛
・改善、消除四肢冰冷、皮膚粗糙、生理痛、子宮肌瘤、漏尿、便秘、花粉症、高血壓、高血糖等身體不適
・縮小腰圍，讓體型變得更清爽
・放鬆身體，享受好眠
・活化大腦，預防失智症
・提升集中力與反應力
・讓態度變得更積極，不容易情緒化

您可能會覺得驚訝，丹田呼吸法居然有那麼多種效果。

不過，養成每天早上進行15秒丹田呼吸法的習慣，大多數的人確實可以享受到這些好處。

各位一定也可以實際體驗到這些效果。

不管您現在幾歲，都有辦法將自己的身體調養成不易疲勞，不容易生病的體質。

而沒有任何病痛的健康身體，可以讓你的每一天過得更有活力、更有行動力，活出自己精彩的人生。

而且，這不需要花錢、不需使用特殊道具，也不需選擇場地。只要「每天早上空出三分鐘的腹式深呼吸時間」即可。這樣就可以實現「讓身體更健康」、「更幸福」的願望。

15秒丹田呼吸法可說是「最高呼吸法」，**讓您不管幾歲都可以享受到健康而有活力的身體，成為「最強的自己」**吧！

如果丹田呼吸法能讓您每天早上都能心情愉快，開始精彩的每一天，那就太棒了。

藤麻美子

目錄

第2章

擁有「好心情與幸福感」的秘密

——爲什麼「每天早上3分鐘」可以讓身體與心靈精神飽滿呢？

第3章

15秒丹田呼吸法的「驚人效果」

——一口氣消除「身體不適狀況」和「對健康狀況的不安」

第4章

一起來做丹田呼吸法
——跟著圖解步驟，輕鬆愉快地深呼吸

第5章

腹式呼吸法，啓動正念療癒力
——身體、心靈、人生都跟著改變

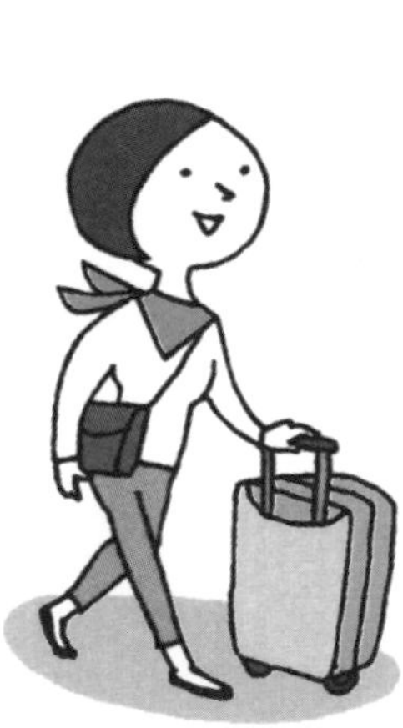

第 1 章

「缺氧」導致身體不適以及各種疾病

——「缺乏深呼吸」是最大的問題

為什麼身體需要「氧氣」？

看完「前言」，想必有許多人會覺得很不可思議，為什麼15秒丹田呼吸法有那麼多促進身體健康的功效呢？

事實上，在我瞭解到丹田呼吸法的效果比想像中還要厲害時，也嚇了一大跳。

不過，只要稍微思考一下我們身體的運作機制，就能明白為什麼丹田呼吸法有那麼好的效果。理由十分簡單。

習慣深呼吸，可以讓身體更為健康。反過來說，**許多人並沒有持續地深呼吸，使體內的氧氣不足。**

實行15秒丹田呼吸法，可以讓氧氣抵達體內的每一個角落。這正是丹田呼吸法有各種促進健康功效的關鍵。

我們的身體由數十兆個細胞所組成，每一個細胞都含有名為粒線體的小小胞器。一個細胞內約有數百至數千個粒線體。

粒線體是**「體內不可或缺的能量工廠」**。在粒線體的運作下，可將身體所吸收的食物營養轉換成細胞可利用的能量。而在這個過程中必須用到氧氣。

然而現代多數人的呼吸都太淺，無法攝入充足的氧氣。在氧氣不足的情況下，身體若出現什麼異常也不奇怪。

如果呼吸過淺，體內細胞無法獲得充足的氧氣，粒線體也無法產生充足的能量。這麼一來，體內肌肉與臟器就會陷入能量不足的窘境，無法發揮完整功能，使健康受到威脅。

也就是說，**能否讓氧氣抵達體內每一個角落，使為數眾多的粒線體得以製造足夠的能量，直接關係到我們的身體健康。**

自律神經失調為百病之源

粒線體是「人體的能量工廠」。

另一方面，維持生命、維持健康，調整體內各種生理機能的「總管」，就是自律神經。

自律神經可以分為**承受壓力時占優勢的「交感神經」，以及放鬆時占優勢的「副交感神經」**。

重點在於這兩個系統的平衡。不管是長時間處於背負壓力的狀態，還是長時間處於放鬆狀態，對身心健康都有不良影響。

自律神經的平衡相當重要！

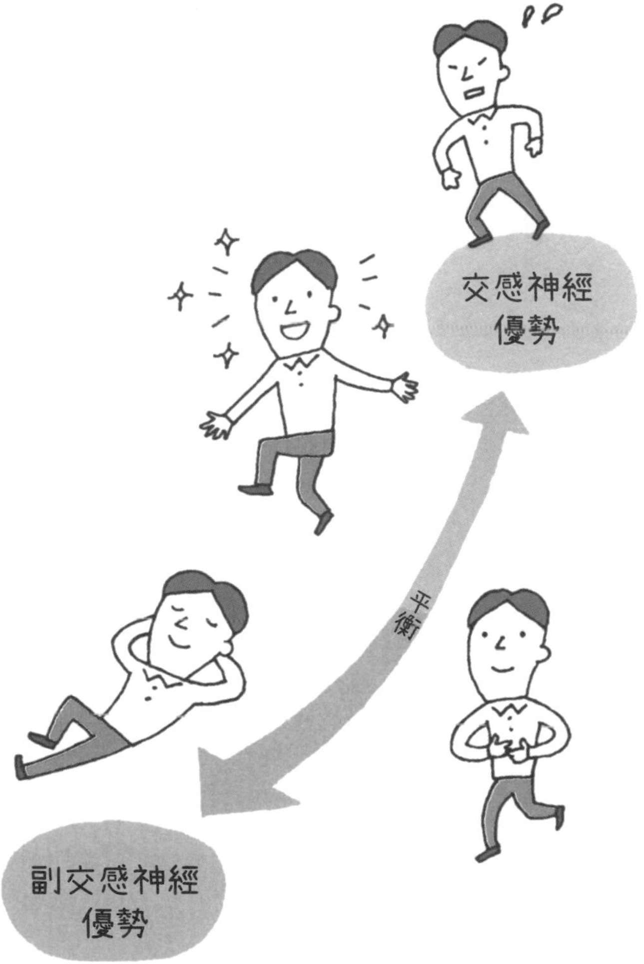

然而，**多數的現代人平時承受了過大的壓力，使交感神經時常處於優勢。**

・工作很忙，一直處於與他人競爭的狀態

・人際關係的壓力很大

・長時間使用智慧型手機和電腦，以及看電視看到很晚

拜以上原因之賜，人們的身心幾乎一刻都不得閒。

當交感神經處於優勢，心跳數、血壓、血糖值都會持續上升。

若這些數值過低，會讓人一整天都不想活動。因此在維持生命的意義上，交感神經優勢的狀態仍有存在的必要（基本上，在交感神經與副交感神經達成平衡的狀況下，心跳數、血壓、血糖會隨不同狀況而適時上升或下降）。

不過，要是交感神經一直處於優勢狀態，這些數值就會一直維持在高標，難以下降，嚴重一點可能會引起心肌梗塞、動脈硬化、糖尿病等疾病。這就是為什麼我們說如果**自律神經失去平衡，會招來疾病。**

對免疫系統來說，自律神經的平衡很重要

關於自律神經，還有一個不能不提的重點。

事實上，我們的免疫系統和自律神經有很密切的關係。血液中的白血球是保護我們身體的重要細胞，大致上可以分為**「顆粒球」**和**「淋巴球」**。

自律神經可以調整這些白血球的數量增減，當交感神經處於優勢，顆粒球會增加；當副交感神經處於優勢，淋巴球則會增加。

一旦自律神經失去平衡，顆粒球與淋巴球的平衡也會跟著崩潰。我們可以想像得到，**在交感神經時常處於優勢的現代人體內，淋巴球的比例會過低**。

一旦淋巴球數量過低，身體對於病毒或癌細胞的抵抗力也會下降。

另一方面，壽命較短，僅有數小時（至數日）的顆粒球，會分泌大量自由基（自由基過多會對人體產生危害），甚至可能會導致癌細胞增殖。

「免疫細胞過多」反而會導致「免疫功能缺陷」。

也就是說，最重要的還是「平衡」。如果自律神經失去平衡，會導致免疫功能產生缺陷，讓人容易生病。

充足的氧氣可調整自律神經，達到平衡

許多身體不適狀況與疾病皆可歸因於「自律神經失調」，特別是現代人，說現代人「交感神經處於優勢的情況過於頻繁」並不為過。

所以，該怎麼做，才能促進副交感神經興奮，改善自律神經系統過度傾向交感神經的情況呢？

要達到這個目的，有一個大的重點，就是要藉由深呼吸，吸進大量氧氣。將空氣大量吐出，再吸進大量氧氣，**使氧氣進入身體的每個角落，放鬆身體與心靈，便可讓副交感神經處於優勢**。

這麼做可以讓心跳數、血壓、血糖下降，也可讓淋巴球數量增加。另外，副交感神經興奮可讓血管擴張，改善血流狀況。血流狀況改善後，體溫會跟著上升，增

強免疫功能。

本書的主旨「最高呼吸法」——15秒丹田呼吸法，就是藉由深呼吸促進副交感神經興奮。若能養成習慣，每天早上實行這種呼吸法，便可讓身體和心靈從每天的早晨開始就進入最佳狀態。

「每天早晨，深呼吸3分鐘」，也可說是**「每天早晨花3分鐘，調整自律神經至最佳狀態」**。

「一日兩萬次」的呼吸品質可決定一個人的健康

「如果您是指吸入氧氣的『呼吸』，平時不是一直都自然而然地在做嗎？」

或許有些人會浮現這樣的疑問。

確實，為了維持生命，我們會持續著呼吸這個動作，每分、每秒都不曾間斷，藉此將氧氣提供給體內的每個細胞。

但事實上，許多現代人都有著「**慢性缺氧**」的問題。

即使乍看之下好像什麼問題都沒有，但體內確實處於長期氧氣不足的情況，使免疫功能下降，提高身體不適與生病的風險。

日常的疲累感、肩膀痠痛、腰痛、膝痛、花粉症等過敏症狀、肥胖、高血壓、糖尿病、動脈硬化、心肌梗塞、腦中風、癌症、失智症、憂鬱症……。

雖然這些看起來很像是未來才需要考慮的疾病，但應該也有不少人已經開始思考相關風險了。

如果希望自己不管幾歲都能夠很有精神、很有活力，就需要養成習慣，讓身體能隨時吸入充足的氧氣，消除慢性缺氧的問題。

慢性缺氧的原因是什麼呢？首先，壓力過大導致交感神經興奮的頻率過於頻繁，是一大原因。交感神經興奮會讓呼吸變得像是「哈啊哈啊」這樣，又淺又快，這種呼吸方式沒辦法讓氧氣進入體內每個角落、每個細胞。

再來，年紀也和慢性缺氧有很大的關係。

年紀大了之後，身體會出現各種老化現象，像是呼吸與吞嚥功能便會逐漸退化。

雖然和年輕時相比，感覺呼吸動作沒有差太多，但事實上真正吸入體內的氧氣量正在逐漸減少。老年人的死因多為呼吸和吞嚥功能退化所造成的肺炎，由此可見一斑。

氧氣透過肺進出身體，而驅動肺的則是**橫膈膜**、**腹橫肌**等各式各樣的**「呼吸肌」**。

最高呼吸法——15秒丹田呼吸法的基本概念是「每天早晨、3分鐘、十次呼吸」，不過只要在意識到丹田的情況下進行深呼吸，便可自然而然地鍛鍊到橫隔膜和腹橫肌。

這麼一來，**不僅能夠提升呼吸本身的效率，還可以讓平時不會特別意識到的呼吸動作吸入更多氧氣**。這樣就必然會刺激副交感神經興奮，使自律神經達到平衡。

人每天的呼吸次數約為兩萬次。

讓我們養成每天早晨進行15秒丹田呼吸法的習慣，藉此提高每一次呼吸的品質。

什麼樣的姿勢能提高呼吸品質？

我們一天要呼吸兩萬次，想要提高這兩萬次的呼吸品質，讓失調的自律神經恢復平衡，最重要的就是將呼吸方式從原本的「胸式呼吸」改成「**腹式呼吸**」。

這裡先讓我們說明一件事。

請將您的手放在肚臍下方（丹田的位置），試著呼吸幾次看看。

有什麼感覺呢？

當您吐氣的時候，有沒有感覺到肚子扁下去呢？

要是沒有感覺到肚子扁下去，就表示您平常的呼吸方式是胸式呼吸。

一言以蔽之，胸式呼吸就是「淺而快速的呼吸」。

當您因為忙碌、不安、壓力而使身心處於緊張、興奮的狀態，或者在身心疲勞時，便容易出現這種呼吸方式，長期下來很有可能會導致「慢性缺氧」。也可將之稱為「交感神經型的呼吸」。

另一方面，如果吐氣時肚子會扁下去，就是所謂的腹式呼吸。**腹式呼吸是「深而緩慢的呼吸」**。

腹式呼吸可以將氧氣緩慢而持續地送入體內，活化粒線體，讓身體進入放鬆狀態。相較於胸式呼吸，腹式呼吸也可說是**「副交感神經型的呼吸」**。

一般認為，女性在年過四十歲以後，便容易從腹式呼吸轉變成胸式呼吸。

另外，不管年齡或性別，因為工作過度、看太多智慧型手機或電腦螢幕、心理過度疲勞等原因，使身心時常處於緊張、興奮狀態，進而轉變成胸式呼吸，這樣的人也在增加中。

那麼，**該怎麼做才能讓人轉變成腹式呼吸呢？「姿勢」**很重要。

提高呼吸品質的姿勢

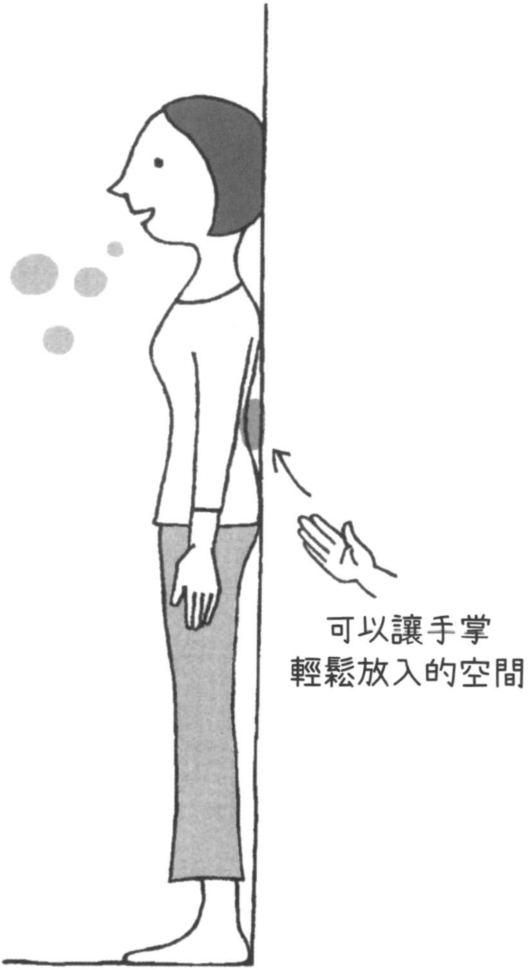

請背靠著牆壁站著，並將「腳後跟、雙肩、頭」頂住牆壁（參考上頁圖示）。

請在腰部附近調整出一個可以讓手掌輕鬆放入的空間，並稍稍收起下巴。

想必會有許多人覺得這個動作不太好做吧。這個動作可能會讓您覺得「胸部好像收緊了一樣」。

這是讓腹式呼吸變得更為輕鬆的姿勢——讓身體可以呼出大量氣體，再吸入大量氣體。而不管您是站著或坐著，請想像您的腳底緊貼著地面，頭則被某個力量輕輕往上拉，挺直身體。

一開始可能會覺得這種姿勢不大舒服，**但只要持續實行15秒丹田呼吸法，約三個月到半年之後，您會在日常生活中開始意識到丹田的存在，並自然而然地調整成適合腹式呼吸的姿勢**。

這麼一來，平時的呼吸也會從胸式呼吸漸漸轉變成腹式呼吸。如果您在說話時，肚臍下方（丹田的位置）會扁下去，就表示您已經能自然而然地進行腹式呼吸了。

「每天早上深呼吸3分鐘」擁有好心情，精神飽滿

若要說15秒丹田呼吸法有什麼優點，那就是「花費的時間很短」，以及「做起來很簡單」。

如果只做「基本15秒丹田呼吸法」，僅需要3分鐘便可完成。

搭配「丹田草裙舞」，也不過就是10分鐘多一點而已。

不需要任何高超技巧，不需要花錢和用到特殊道具，也不需選擇場地。

因此，每個人都辦得到。

而且，深呼吸可以讓自己「擁有好心情」。

做起來簡單、不需花太多時間、也不用選擇場地、做完後還可以讓心情變好。

因為能「讓心情變好」，所以明天還會想再做一次。

我的教室內的學員們也常說「要是早上沒有做一次呼吸法，就覺得好像缺少了什麼」。

若要活得健康而長壽，就必須意識到**「自己的身體要靠自己恢復」**這點。

然而，目前的身體狀態，是長年累積下來的結果。不可能在一朝一夕之間立刻改變。

因此，**若想實際療癒自己的身體，讓身體更健康、不易生病，就必須用一個「簡單而持續的方法」**。

從我開始開設呼吸療法教室時，就立志要將「對任何人來說都很簡單，可以馬上學會，而且可以在自家中每天實行」的方法教給學員們。

「從來沒聽過『丹田』是什麼。」

「不曉得『吐盡空氣』是什麼樣的感覺。」

即使學員們初來乍到，對丹田毫無概念，他們也能馬上學會如何進行15秒呼吸法。而在持之以恆地實行這種方法之後，陸續發出了喜悅的讚嘆。

「肩膀不再僵硬了」、「腰痛和膝痛消失了」、「出現腰身了」、「體脂肪降低了」。

還有像是「困擾我已久的花粉症症狀不再出現」、「原本很高的血壓降下來了」、「原本很高的血糖值恢復正常了」、「子宮肌瘤變小了」、「擺脫了憂鬱症的困擾」等心得。

另外也出現了像是「變得能在短時間內集中精神」、「反應力有所提高」、「工作更有效率了」、「考到了證照」等與能力提升有關的心得。

當然，在不同人身上的效果也有很大的差異。

即使如此，這仍是一個**「能讓心情變好，而且做起來很簡單」幾乎沒有任何缺點的養生方法**。

如果各位能每天實行這種方法，一定能體會到身體與心靈會慢慢往好的方向改變。

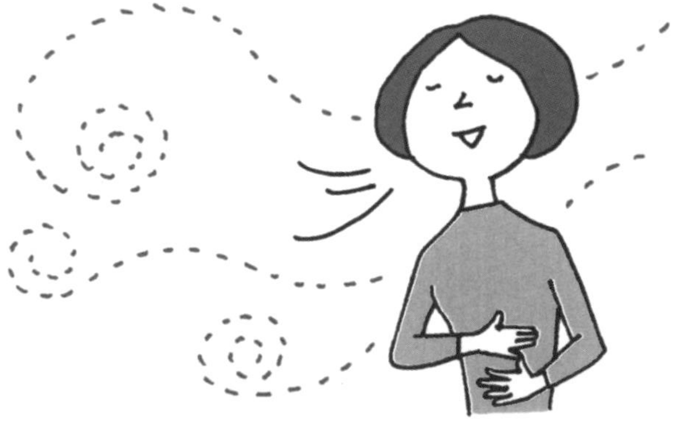

第 2 章

擁有「好心情與幸福感」的秘密

——為什麼「每天早上 3 分鐘」可以讓身體與心靈精神飽滿呢？

「朝陽」＋「呼吸」是健康的黃金定律！

15秒丹田呼吸法不需要任何工具。

只有一項不可或缺的條件。

那就是「**朝陽**」。請在每天早上，於陽光的沐浴下進行15秒丹田呼吸法。

這是因為，**沐浴在朝陽下可以讓人心情變好、更有精神，使呼吸療法的效果向上提升一個層次**。

與其在憂鬱的心情中開始一天生活，不如在清爽的心情中迎接新的一天，可以讓一整天的生活更為充實。沐浴在朝陽下，在充滿能量的狀態下開始一天，能讓你一整天都維持著好心情。

若能像這樣，讓每一天的自己都保持在最佳狀態，自然能逐漸提升生活品質。

那麼，為什麼在朝陽的沐浴下，會讓人心情變好，變得更有精神呢？

這是因為，沐浴在朝陽下時，腦會分泌**「血清素」**這種荷爾蒙。

血清素又被稱做「幸福荷爾蒙」，會讓人覺得幸福。這就是讓人「心情變好」的原因。

另外，早上人體所分泌的血清素，還可以抑制「褪黑激素」（melatonin）的分泌，褪黑激素是主宰夜間睡眠的荷爾蒙，能讓身心從「睡眠」狀態切換至「清醒」狀態。因此沐浴在朝陽下時，可以讓身心「清醒過來、覺得很有精神」。

到了晚上（早上開始分泌血清素後的14至16小時後），一部分的血清素會轉變成褪黑激素。褪黑激素可由位於眉間與頭頂之間的荷爾蒙分泌器官「松果體」分泌。

睡眠時，在持續分泌的褪黑激素的作用下，讓我們能夠熟睡，到了早上，便能夠精神飽滿地起床。

也就是說，沐浴在朝陽下可以讓人睡得更好、起床時更有精神，在精力充沛的狀態下開始一天的生活……形成一個良性循環。

而且，沐浴在朝陽下可以讓人「更有精神」這件事，也和細胞內的「體內能量工廠」——粒線體，有很大的關係。

粒線體可產生能量，讓細胞更有精神。

有人認為，粒線體產生能量時，需要的其實不只是氧氣，還需要陽光。換言之，陽光也可視為人體所需的「另一種營養素」。

血清素是調節大腦功能的「指揮」

讓我們再多談談「幸福荷爾蒙」血清素吧。

開始分泌血清素後，不僅會讓人覺得「心情變好、更有精神」，還有著減輕肩膀痠痛、腰痛、膝痛等疼痛、調節自律神經、提升體內免疫功能等很棒的效果。

陽光是人體「另一種營養素」

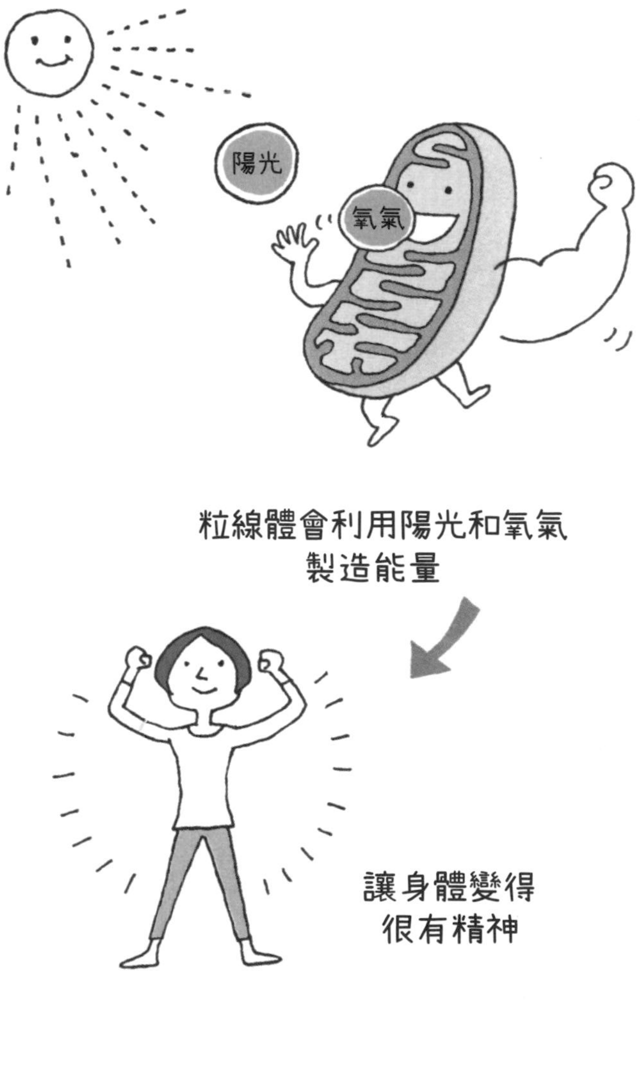
陽光
氧氣
粒線體會利用陽光和氧氣
製造能量
讓身體變得
很有精神

腦內的血清素可由名為「血清素神經」的腦神經合成。血清素神經就像是管弦樂團的「指揮」一樣，可以調整各式各樣的腦神經。

為了讓腦的運作維持在適當狀態，腦可藉由分泌血清素，加強或減弱腦神經的功能，並在適當時間傳送適當指令，調整意識的清醒程度、抑制疼痛、調整自律神經的平衡以及心理上的平衡。

舉例來說，多巴胺和去甲基腎上腺素等腦神經傳遞物有著提高慾望的作用，要是分泌過多，便會出現衝動購物症，或者在達成某項目標之後容易陷入低潮。故需要靠血清素神經來調整這些神經傳遞物的量，使其在「剛剛好」的程度。

若血清素神經沒有正常運作，使血清素的分泌量過少，就會導致失眠，且身體會持續出現疼痛、自律神經失調、免疫功能下降、出現憂鬱情形、於身心各方面出現障礙。

到了晚上，血清素就會轉變成有著「熟睡荷爾蒙」之稱的褪黑激素。近年來有研究指出，**如果褪黑激素不足，會導致免疫力下降，使癌細胞增殖，並加速失智症惡化。**

腦內管弦樂團的合奏

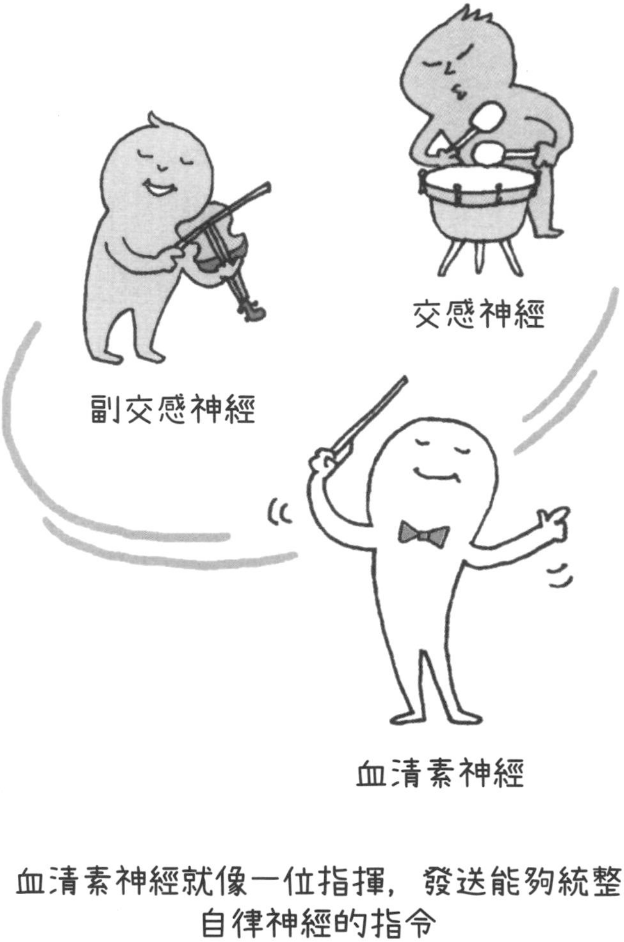

血清素神經就像一位指揮，發送能夠統整
自律神經的指令

15秒丹田呼吸法，在早上短時間內獲得血清素效果

那麼，該怎麼做才能促進血清素神經系統活化，提高血清素的分泌量呢？方法有兩種。

一種是**「陽光般明亮光線的刺激」**。如同我們剛才提到的，在朝陽的沐浴下，人體會自動分泌血清素。

另一種則是**「節奏運動（rhythmic exercises）」**。是指「依照固定的節奏韻律持續活動身體」。

15秒丹田呼吸法需要5秒吸氣、10秒吐氣，並重複這個步驟十次。像這樣下意識地反覆深呼吸，就是很標準的節奏運動。

另外，做為15秒丹田呼吸法的準備體操，我們還可以在夏威夷風音樂的節奏下，輕鬆愉快地擺動身體，跳著「丹田草裙舞」，這也是「節奏運動」。

也就是說，**在朝陽的沐浴下進行15秒丹田呼吸法，正好符合「陽光般明亮光線**

每天早上吸收來自太陽的能量

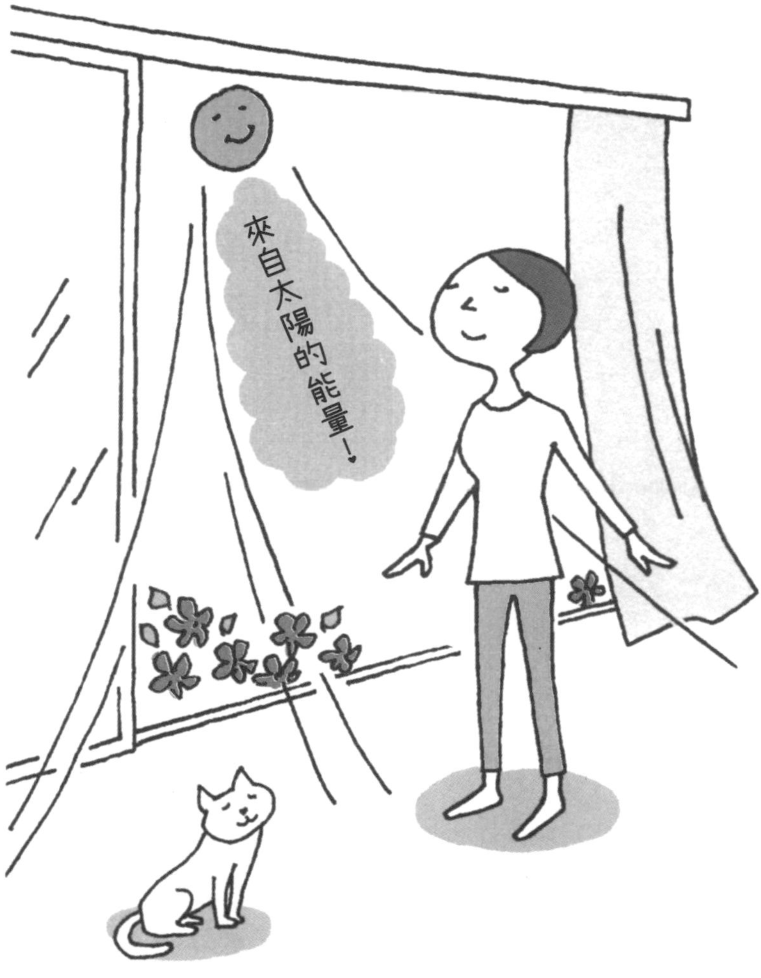

的刺激」、「節奏運動」這兩個能夠刺激血清素神經的條件。

而且，如同我們剛才所提到的，進行15秒丹田呼吸法，如果只做「基本15秒丹田呼吸法」，僅耗時約3分鐘；再加上「丹田草裙舞」的完整版，大概也只需要10分鐘就可以完成，所需時間相當短。

事實上，**這種「耗時短」的特徵，正是丹田呼吸法容易產生效果的原因**。當我們長時間專注在同一件事上時，大腦會覺得膩，進而減少血清素的分泌量。

要是15秒丹田呼吸法的持續時間過長，腦會開始覺得膩，使血清素的效果大打折扣。

我讓現在教室內的學生幫我測試，發現大約做完十組（一百次呼吸）、耗時20分鐘，就會感覺難以持續。

若希望提高丹田呼吸法的效果，可以不用一次做太久，而是在一天內分許多次進行。等身體習慣節奏，可以試著以一天做數次為目標，效果會更好。

話說回來，還是先從**「每天早上，吸收來自太陽的能量」**開始吧。試著每天早上一邊做日光浴，一邊做一組（十次呼吸）15秒丹田呼吸法。

早上起床，打開東邊的窗戶，沐浴在早晨的陽光下。這是我每天早上的習慣。

當您還睡眼惺忪，沐浴在早晨的陽光下，吸收來自太陽的能量，可以讓您精神抖擻，完全清醒過來。

接著慢慢地閉起眼睛，想像早晨陽光的能量大量注入眉間、流向丹田，然後開始進行15秒丹田呼吸法。

這麼一來，**不論是身體還是心靈都會覺得相當舒服**。就好像全身的細胞都因為陽光而喜悅、感動的樣子。打從心底覺得「啊～活著真是件幸福的事」。

現代人只要開著燈就能夠在晚上活動。雖然很方便，但卻把我們推離了自然的規律，讓我們忘了「與大自然合奏」的生活方式。

只要白天一到，太陽一定會在眾人面前升起，在太陽面前眾人一律平等。

自古以來，日本人就稱太陽為「天道大人」，在稱呼後面加了一個「大人」。可以想到古代的人們是多麼尊重太陽。太陽是我們的能量來源，如果不能在燦爛的陽光下開始我們的一天，不覺得很浪費嗎？

在某些心情低落的早晨，可能會讓您有種「真不想起床啊……」的感覺。

即使如此，還請您一定要逼自己跳下床，沐浴在朝陽下。

然後用15秒丹田呼吸法，將大量氧氣送入體內。

沐浴在朝陽下，讓陽光照射到眉間，一瞬間，**消沉的心情就會一口氣煙消雲散，並產生「今天一整天好好加油吧」的衝勁**。

每天一個小小的動作，累積起來便可大幅左右一生的身心健康。

下雨天可以「想像朝陽升起的樣子」

聽到朝陽很重要，可能會讓你想到「那陰天或下雨又該怎麼辦才好呢？」在這些日子中，**想像朝陽升起的樣子**就可以了。

各位在聽到「朝陽」的時候，是不是會有種活力充沛的印象呢？

想像的力量比您想像中還要厲害。就我而言，即使算是沒有太陽的日子，只要想像朝陽升起的樣子，從眉間到丹田就會有種溫暖的感覺。

就學員們的狀況來說，「在室內看不到太陽的情況下，能夠想像出越鮮明、越巨大溫暖的朝陽」這樣的學生，症狀改善的速度有越快的傾向。

甚至可以說，想像自己被朝陽照耀所產生的效果，並不會輸給實際沐浴在朝陽下的效果。

15 秒丹田呼吸法可以讓α波增加兩成

進行15秒丹田呼吸法時，可以活化血清素神經。這會促進腦波產生變化。

我們的腦會一直產生多種腦波。在我們醒著的時候，產生的腦波主要是α波和β波。

・當我們的身心處於放鬆狀態，以及精神集中狀態時，會產生α波

有人說，**α波較強時，可以活化右腦的運作**。在不會被任何東西影響思考、心情平穩的狀態下，人們較容易集中精神，右腦所負責的靈感、創造力也會提升。

・當我們感到緊張、正在努力，或者有擔心的事情的時候，會產生β波

在我們白天活動的時候，多半處於緊張狀態，故較容易產生β波。β波可說是我們活動時不可或缺的腦波，不過要是β波的比例比平時還要高太多，就會出現注意力不集中的情況，讓人感到煩躁，無法深入思考。

那麼，15秒丹田呼吸法要如何改變腦波呢？

在我擔任教職員的時期，曾經以十七名高中生為對象進行測試，結果發現，**進行「基本15秒丹田呼吸法」之後，α波平均會比之前多兩成。**

我們已知α波與血清素的分泌有一定的關聯。故可以想像得到，進行呼吸療法之後，**α波之所以會增加，或許正代表著血清素的分泌增加。**

許多學員在持續進行15秒丹田呼吸法之後，疼痛有減輕的趨勢，自律神經也恢復平衡，使免疫力上升。故由這個測試的結果可以知道，15秒丹田呼吸法可以增加血清素的分泌，使疼痛減輕，自律神經恢復正常。

另外，如同我們先前提到的，當身體處於放鬆狀態時，會分泌能夠幫助集中精神、讓人容易產生創意、靈感的α波。

換言之，**每天花3分鐘進行「基本15秒丹田呼吸法」，便可讓腦處於「最佳狀態」**。事實上，實行15秒丹田呼吸法之後，不僅讓人更為健康，也讓某些學員在工作上完成更多實績，收入跟著成長。

15 秒丹田呼吸法可以讓大腦 α波增加兩成！

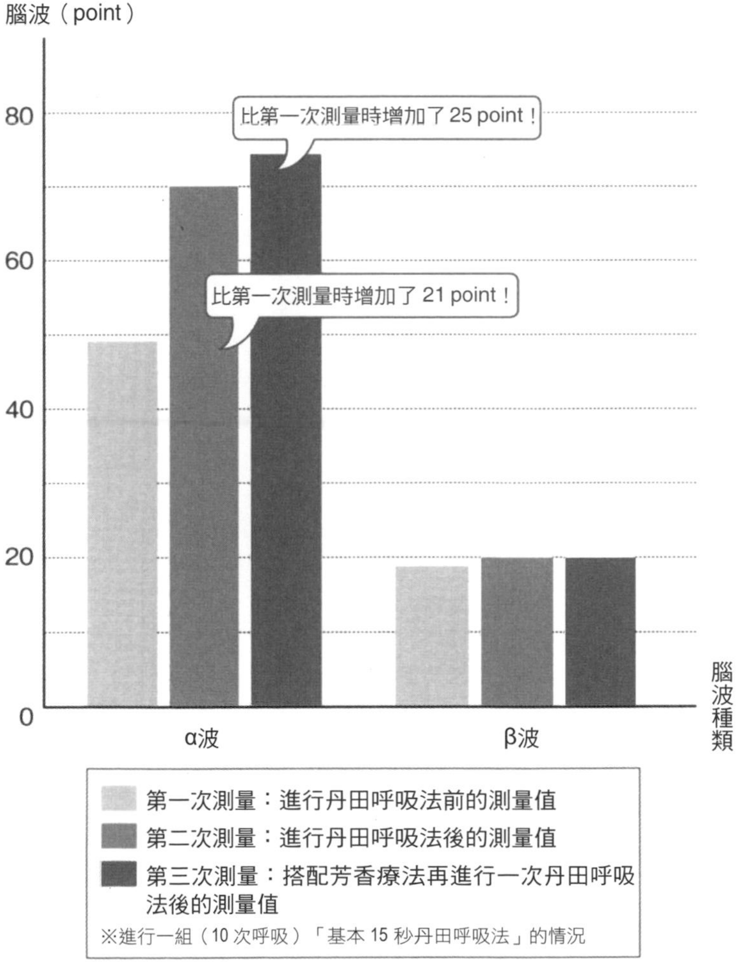

釋迦摩尼佛是在「心情穩定的狀態」下頓悟

有人說在很久很久以前，釋迦摩尼佛也曾經使用過呼吸療法。

釋迦摩尼佛過去曾是某個王國的王子，過著奢侈的生活，卻因為煩惱著「為什麼人們沒辦法逃脫生老病死的痛苦」這樣的問題，決定出家修行。

剛開始時，釋迦摩尼佛進行的是非常刻苦的修行。

維持著坐禪的姿勢，好幾天不吃不喝，有時刻意停止呼吸，有時把自己倒吊起來，有時把自己頭部以下的身體埋在土裡……。

不過，即使這樣的苦行持續了六、七年，釋迦摩尼佛仍沒有領悟到任何東西。

終於，釋迦摩尼佛因為疲勞而倒下，處於生死交界。

這時，釋迦摩尼佛對於苦行這樣的行為產生了疑問，並開始嘗試其他修行方法。釋迦摩尼佛適度進食，並在菩提樹下盤腿坐禪、冥想，就這樣過了大半天。

冥想時的釋迦摩尼佛會進行一種名為「安那般那念」的呼吸法，這是一種將吐息的時間拉得很長的呼吸方法。這種呼吸法也被認為是丹田呼吸法的原點。

也就是說，釋迦摩尼佛在苦行時用各式各樣的方法讓自己痛苦，卻無法從中領悟到任何事。結束苦行後，**釋迦摩尼佛在冥想時，改用一種會將吐息時間拉得很長的呼吸方式，並因此而頓悟**。

我們可以想像到，冥想時的釋迦摩尼佛腦內應分泌了大量血清素，產生大量α波、活化右腦，使釋迦摩尼佛的腦容易激發出靈感，從而進入頓悟的境界。

15秒丹田呼吸法持續得越久，就越能讓身體進入不動心的狀態，心情穩定，離頓悟的境界越來越近……。事實上，禪修冥想時也會要求坐禪者深呼吸，故進行丹田呼吸法時，也可以試著讓自己懷著坐禪的心情呼吸。

讓「不可能痊癒」的想法消失，效果會更好

「我的身體一直都有各種病痛」、「這是長年以來都伴隨著我的病痛，大概沒辦法解決了吧」……不少學員一開始加入課程時，都像這樣，認為自己身體的不適之處「不可能痊癒」。事實上，以前我也曾有類似的想法。

這種「不可能痊癒」的想法，真的會讓現實中的症狀難以獲得改善。

首次進行15秒丹田呼吸法後，許多人的症狀都獲得了舒緩。當然，在不同人身上的效果略有差異，但只要持續進行呼吸療法，都能產生很好的效果。

然而，過去認為絕對沒辦法痊癒的腰痛、膝痛等症狀逐漸減輕，才開始覺得「說**不定有辦法痊癒」**，在教室內學員們的彼此鼓勵下，還會逐漸轉變成**「不、一定能夠痊癒」**。

這麼一來，會更有動力、更有毅力地持續在每天早上進行丹田呼吸法。若每天都能持續下去，一定能夠逐漸實際體會到它的效果。

如何引出體內「痊癒的力量」

無論何時，只要身體出狀況，身體就會想辦法自行恢復。這時若出現「不可能痊癒」的想法，反而會妨礙身體恢復。

因此，我希望各位能夠相信自己的身體本來就有「自我治癒力」，明白「自己的身體能夠治癒自己」的道理。

擔任本書監修的川嶋朗教授，是西方醫學的一流醫師，也是日本「統合醫療」*權威。

看到年年增長的國民醫療費用，壓迫著每年日本的國家預算，讓川嶋教授深感危機。在推廣預防醫學的使命感下，川嶋教授來找我討論呼吸療法。

以醫生的身分治療過許多病患的川嶋教授說了這樣的話。

「藥物沒辦法解決疾病的根本，所以治療好疾病的並不是醫生。」

也就是說，能夠根除疾病的，只有自己的身體所具備的自我治癒能力。而「自己的身體能夠治癒自己」的想法，更是自我治癒力不可或缺的元素。

那麼，該怎麼做，才能讓身體發揮自我治癒力呢？重點有以下三個。

1. 想像「健康的自己」

不要一直想著自己哪裡身體不舒服，只會在心裡唉聲歎氣，想要「好起來」，**而是要想像身體上各種疼痛疾病煙消雲散的樣子，想像自己每天都過得光鮮亮麗又健康。**

若一直悲觀地「想要好起來」，就代表一直想像自己「現在還在生病」的樣子。請丟掉這種負面的想法，**開始想像自己健康、正面的樣子。如此一來，呼吸療法也比較容易成功**。若你一直有懷抱著「可能會好不起來」之類的不安、擔心，就不容易得到好的結果。

2. 養成能夠提升免疫力的習慣

學會15秒丹田呼吸法，並持之以恆地實行，便可讓免疫力往上提升一個層次。

我在學會丹田呼吸法以前，體質也很虛弱，每年有三分之一的時間都在感冒，吃下的藥甚至可以堆成一座小山。不過自從我開始每天早上進行丹田呼吸法，就不再需要服用市面上的感冒藥了，醫療費用歸零。

沐浴在早晨陽光下時，可以得到無可取代的爽快感。讓人覺得「今天一整天都

＊統合醫療——考慮病患的年齡、性別、性格、生活習慣，以至於個人如何活著、如何走向死亡，使用包括西方醫學、替代醫學在內的各式各樣療法，找出適合每個個體的治療方式。是一種以病患為主體的醫療方式。

精力充沛」，能充滿動力地工作。

持續進行丹田呼吸法，可以增加腦內的α波，活化血清素神經，精神變得更積極，身體也更能放鬆。

另外，習慣丹田呼吸法，**夜晚可以睡得更好，過著規律的生活，養成營養均衡的飲食習慣**，想必也可以幫助您提升免疫力。

3. 調整心態，變得更積極。對於生命心懷感恩

若一直想著「不可能痊癒」，容易被憤怒、悲傷、不安等負面感情困住。請您擺脫這樣的想法，積極面對所有事物。不要囿限於過去的痛苦中，也不要過度擔憂未來的事，而是要讓自己處於「不動心」的狀態，對周圍的所有生命心懷感恩。

請時常想起這三個重點，不要放棄讓身體變得更健康的機會，試著在每天早上做一遍15秒丹田呼吸法。有一天，就會發現想像中「更好的自己」就近在眼前。

首先嘗試「每天早上實行，持續一週」

15秒丹田呼吸法的重點在於，**不需刻意努力、而是要心情愉快、輕鬆地進行**。因此，在進行丹田呼吸法之前，可以先用「丹田草裙舞」讓心情愉悅、放鬆，舒緩緗緊的身體。這麼一來，就能夠輕鬆地吐氣，再輕鬆地吸氣。而且，「丹田草裙舞」也可以幫助肌肉平衡，對於調整軀幹姿勢有很好的效果。

為了讓您能夠實際體會到15秒丹田呼吸法效果，要拜託您做一件事。

那就是試著**「每天早上起床沐浴在朝陽下，持續一週」**——。一開始您可能會覺得「光是這樣真的有用嗎？」，但總之先請您照著做。

拿肩膀痠痛為例，15秒丹田呼吸法有減輕肩膀痠痛的效果。雖然在每個人身上的效果不同，不過快的話，第一次實行就可以看到顯著的效果。

教室內也常聽到「肩膀痠痛的問題減輕許多！」、「腰痛大為舒緩！」等讚嘆。不過當學員們回到平時的生活，他們也會恢復平常的習慣，使身體再次產生類似的不適情形……這種情況並不少見。

不管是肩膀痠痛還是腰痛，都屬於「身體的不良習慣」。在不良姿勢與不良生活方式的影響下，身體會逐漸習慣於錯誤的姿勢，長期累積下導致身體疼痛，要在一瞬間消除這種疼痛並不是件容易的事。

因此我一定會告訴學員們「不要只有趁著每個月來教室一兩次的時候練習呼吸法，自己在家裡也要練習」。

事實上，許多學員也告訴我，因為做完呼吸法會覺得很舒服，所以能夠持之以恆，每天在家都會做。經過三個月左右，終於改正了身體的不良習慣，真正從疼痛中解放。

15秒丹田呼吸法，請持之以恆地每天持續做下去。

隨著日子一天天過去，心情會越來越好，也會覺得生活越來越輕鬆。**因為可以讓心情變好，於是從一開始的持續三天、持續一週、持續兩週，不知不覺中持續一個月……**而在這段過程中，會讓您開始覺得「每天早上要是不做一次丹田呼吸法，就覺得哪裡不對勁」、「要是不做，就覺得好像忘了什麼」。

將丹田呼吸法的習慣持續三個月以上，您一定可以感受到身體和心靈往好的方向改變。

將15秒丹田呼吸法植入「潛意識」

我常在教室內對學員們說**「讓我們把丹田呼吸法植入潛意識吧」**，這句話包含兩個意義。

第一個意義，是讓自己能在不需思考的情況下，身體便會自動進行15秒丹田呼吸法。也就是讓這個動作成為「理所當然的習慣」。

而另一個意義，則是讓身心能夠穩定發揮15秒丹田呼吸法的效果。從「總覺得身體好像哪裡怪怪的」轉變成「一直都能表現出積極的態度，狀態絕佳」，改變身體的基本狀態……大概是這個樣子。

如果您沒有自信能夠持續下去，不用擔心。因為在朝陽的沐浴下，進行15秒丹田呼吸法所獲得的好心情特別甜美。15秒丹田呼吸法並不會要您「努力堅持下去」，而是「過程簡單，做完後又可以讓人心情變好。因為這麼做很快樂，所以能夠持續」。

「覺得心情很好。」

「覺得很放鬆。」

「要是沒有每天早上都做一次，就好像少了什麼。」

如果您在進行15秒丹田呼吸法的時候感覺到了這些事，就表示丹田呼吸法的效果相當顯著。

剛開始進行丹田呼吸法，可能對有些人來說很有效，對另一些人來說沒什麼效。無論如何，**只要持續下去，身體就會越來越健康、越來越有精神、越來越有活力，人生也能過得更加幸福**。

請把這個當成目標，先試著每天早上做一次丹田呼吸法，並持續一週吧。

第 3 章

15 秒丹田呼吸法的「驚人效果」

——一口氣消除「身體不適狀況」和「對健康狀況的不安」

解放身體的疼痛
——未曾體會過的喜悅

最高呼吸法——15秒丹田呼吸法最快產生效果，效果最為顯著的，即是「消除疼痛」。

慢性的肩膀痠痛、抬起手臂時會有劇烈疼痛的五十肩、躺下或起身時的劇烈腰痛、不管站著還坐著都不舒服，甚至連走路都出現障礙的膝痛……。

雖然每個案例的狀況略有差異，不過每年都有許多學員，過去曾為這些疼痛所苦，而在他們開始練習丹田呼吸法之後，疼痛就在不知不覺中消失了。

如果身體疼痛持續很長一段時間，人們就會在不知不覺中將不適視為理所當然。而這種理所當然的身體疼痛，也會在不知不覺間阻礙自己的思考與行動。

當人們從這樣的疼痛解放出來時，就會突然醒悟。

開始思考，自己的人生究竟被疼痛拖累了多少呢？**要是沒有這些疼痛，人生會過得多麼舒服呢？身體和心情又會過得多麼輕鬆愉快呢？**之類的問題。

我自己以前就一直被身體的疼痛困擾著，所以對於有這類想法的學員們特別感同身受。

就我而言，我在一場交通事故中頸部受到挫傷，並導致嚴重的肩膀痠痛、頭痛，另外還有煩人的腰痛、由腰延伸到足部的麻痺情形等……。身體各處一直都隱隱作痛，就算坐在辦公桌前，從腰部到足部的疼痛還是會讓我難以集中精神。

不過，現在我不僅身體不再疼痛，也不容易生病，精神很好。每天都覺得「今天狀態絕佳！」在日本各地跑來跑去。

許多學員們在開始進行丹田呼吸法之後，態度變得比以前更正向、更主動，會想要積極走出戶外活動、旅行，過著幸福快樂的人生。

持續學習丹田呼吸法的學員有個共通之處，那就是**他們的肌膚變得更為光滑、更為年輕，看起來更加健康**。許多人在學習丹田呼吸法之後，不論年紀，都展現出活潑、陽光的自己。

15秒丹田呼吸法可以消除疼痛的四個理由

那麼，為什麼15秒丹田呼吸法可以消除肩膀痠痛、腰痛等疼痛呢？大致有以下四個理由。

1. 可以分泌血清素減輕疼痛

每天早晨沐浴在「**朝陽**」下，或者想像自己沐浴朝陽下，反覆進行15秒的深呼吸，並搭配夏威夷風格的音樂擺動身體，進行「**節奏運動**」，都可以促進血清素的分泌，減輕疼痛。

2. 調整軀幹姿勢，讓骨骼回復原本的位置

「丹田草裙舞」是讓身體配合夏威夷風格的音樂搖擺。跳丹田草裙舞時，頭和腳的位置大致不變，只擺動腰和肩膀。

像這樣**舒緩身體關節、調整軀幹姿勢，便可將骨骼引導至自然、正確的位置**。骨骼偏離原位是疼痛的一大原因，故只要將骨骼回復到原本的位置，就能自然而然地消除疼痛。

3. 鍛鍊支撐骨骼的肌肉，消除姿勢不良的問題

骨骼之所以會偏離原位、並感到疼痛，可能是因為支撐骨骼的肌肉不足所造成。**跳一小段「丹田草裙舞」可以讓全身動起來，故可平均鍛鍊到全身的肌肉**。若持續練習丹田草裙舞，能慢慢地加強支撐骨骼的肌肉，使偏離原位的骨骼，回復到正常的位置，疼痛也會消失。

4. 改善血流狀況

進行15秒丹田呼吸法可以讓副交感神經處於優勢。副交感神經處於優勢，會讓肌肉放鬆，改善血流狀況。另外，「丹田草裙舞」可以鍛鍊到「骨盆底肌」，使骨

盆附近的血流情況變得更好。

不論是放鬆肌肉，還是鍛鍊肌肉，皆可改善血流狀況，藉此達到減輕疼痛的目的。

消除某種疼痛，會注意到另一種疼痛

有些人成功用15秒丹田呼吸法舒緩某些部位的疼痛，卻在其他部位出現新的疼痛。但這種新的疼痛卻不是由丹田呼吸法造成的，而是因為最痛的部位獲得舒緩，使身體開始注意到至今未曾注意過的另一種疼痛，僅此而已。

其中，像是腰痛和肩膀痠痛常常一起出現，因此當肩膀痠痛消失後，就會注意到腰痛；而當腰痛消失後，就會注意到肩膀痠痛。

但無論是哪種，若能持續實行15秒丹田呼吸法，這些疼痛都會慢慢消失。就好像原本掛在肩膀和腰上的沉重石頭，一個一個被拿掉的樣子，最後終於從疼痛的感覺中解放。

增加血流、提升體溫、增強免疫系統，讓身體健康更上一層樓

當副交感神經處於優勢，會讓血管擴張增加血流、體溫也會跟著上升。原本倒向交感神經的平衡在恢復正常後，免疫細胞的比例也能恢復正常。

就結果而言，可以減輕或消除四肢冰冷、花粉症等症狀，使身體從慢性疲勞的狀態中恢復，變得不容易感冒，甚至還有辦法增強對癌症的抵抗力。這些迴響讓人相當振奮，接著就讓我們一個一個檢視，副交感神經處於優勢能帶來什麼效果吧。

四肢冰冷——從身體內部暖和起來

覺得肚子很冷、手腳很冷，這兩種情況都是所謂的「虛寒」症狀。

近年來，平時體溫在三十五度左右的低體溫人士，有逐漸增加的趨勢。

虛寒是因為個人的某些習慣，導致身體時常處於較冷的狀態。不過最根本的原因在於每天累積的壓力，使交感神經一直處於優勢，讓身體處於慢性缺氧的情況。這會導致血管收縮，體溫下降。

15秒丹田呼吸法可以讓您吸進大量氧氣，使副交感神經處於優勢，血管擴張，增加血流量，提升體溫。

另外，當您在意識到丹田的情況下吸氣與吐氣，可以鍛鍊到橫膈膜和腹橫肌，「丹田草裙舞」還能鍛鍊到骨盆底肌。**肌肉增加，體溫也會跟著上升，間接袪除體內的寒冷。**

事實上，許多原本因低體溫而感到困擾的學員們，在習慣15秒丹田呼吸法之後，體溫從三十五度左右上升到三十六度左右。他們改善了原本的虛寒體質，因虛寒體質所導致的不適情況逐漸恢復正常，用藥量也大幅下降。

花粉症——消除痛苦的過敏症狀

過敏是因為體內的免疫系統反應過度所導致。當身體對某些物質產生反應，啟動體內的免疫警報，就會出現過敏現象。

自律神經可以調整免疫系統的功能。若要問為什麼會有過敏反應，仍可歸因於自律神經系統的失調。

「開始練習丹田呼吸法之後，二十多年以來，每年都困擾著我的花粉症再也不曾出現過」許多教室裡的學員都這麼說。

這可能是因為**15秒丹田呼吸法可以調節自律神經的平衡，阻止免疫系統的過度反應**。

另外，15秒丹田呼吸法也有助於消除便秘情形（參考第86頁），讓免疫系統密切相關的腸道變得更健康，這也和提升免疫系統功能有關。

疲勞、感冒——身體不容易疲勞、變得更強壯

我也很常聽到「身體變得不容易疲勞」、「慢性疲勞消失」這樣的感想。

吸進大量氧氣，會讓副交感神經處於優勢，擴張血管，增加血流量。那麼當然，血液在運送營養素和氧氣時也會更為順暢。

也就是說，當血流量增加，做為「人體能量工廠」的粒線體，能夠獲得源源不絕的材料，製造源源不絕的能量。

這裡的能量，簡單來說，是指支撐人類生命活動的活力。**粒線體製造的能量越多，體內就有越多活力，不容易感到疲勞。**

另外，代謝效率提升，便可將食物內的營養素更有效率地轉換成能量，不僅不容易感到疲勞，還能夠自然瘦下來，不容易發胖。

而且，**持續進行15秒丹田呼吸法，能讓免疫系統獲得提升，不再受感冒所苦。**

甚至有的學員和我提到——自從全家人一起練習丹田呼吸法，幾乎不再有感冒或生病的情況。減少了醫療費的開銷，也有助於家計。

癌症——藉由呼吸療法，增加能與癌細胞戰鬥的淋巴球

有某個學員持續進行15秒丹田呼吸法之後，癌細胞居然漸漸消失了。

教室內也有一些學員是為了防止癌症復發而來參加課程。

與其他症狀成功痊癒的案例相比，這些案例的數量還不多，但說不定日後會再慢慢增加。

因為深呼吸可以加強免疫系統，所以深呼吸與腫瘤的縮小、消失、不再復發有所關聯，並不是件奇怪的事。

現代人的交感神經時常處於優勢，故容易出現低血流量、低體溫的狀況，還會造成白血球數量失衡，讓血液中與癌細胞戰鬥的淋巴球數量減少。

若能在日常生活中善用15秒丹田呼吸法，吸進大量氧氣，便有可能讓自律神經

恢復平衡、增加淋巴球的數量、增強對癌症的抵抗力。

現代人常因為過勞或各式各樣的壓力，讓交感神經處於優勢的時間過長。正因如此，我們更需要試著讓丹田呼吸法變成習慣，使副交感神經能處於優勢，增加血流量、增加體溫、提升免疫功能。讓身體在這些複合效果下，變得更為健康。

自己的健康要靠自己恢復——學員經驗談①

「慢性膝痛」在三個月內減輕許多！

上了年紀之後，我的膝蓋經常疼痛不已，不管是站著還是坐著都很不舒服。不管什麼姿勢都會痛，更不用說正坐（即跪坐）了。參加了三、四次課程之後，疼痛變得比較緩和，三個月之後，終於不再覺得痛，甚至開始可以正坐了。

現在我因為興趣參加了志工活動，四處跑來跑去。另外，還有很多周圍的人說我「變瘦了呢」、「覺得你給人的感覺變不一樣了呢」，讓我十分開心。

（70多歲，女性）

改善姿勢，肩膀痠痛、腰痛獲得緩解！

我從事的是農業相關工作，長年受肩膀痠痛、膝痛、腰痛所苦。曾經去體操教室上過課，也給人按摩過，然而，試過許多方法，效果仍不顯著，讓我覺得「大概一輩子都得和這種疼痛一起生活下去了吧」。後來我聽說了呼吸療法教室，每個月會上兩次課，都在晚上，每次兩小時。我想，「這樣的課程對我來說應該可以承受」，於是開始來這裡上課。

參加四次課程後，身邊朋友們說我「肩膀的地方變瘦了，姿勢也變得更端正了。」

我這才發現自己肩膀痠痛和腰痛的問題減輕許多。之後我也會持續練習丹田呼吸法。

（60多歲，女性）

劇烈的肩痛消失，治療費用歸零！

過去我曾因為肩膀痠痛的問題而常跑接骨院，但自從我到呼吸教室上了三、四個月的課之後，肩痛的狀況好轉許多，沒必要再跑接骨院了。治療費用歸零，對我來說是很大的幫助。最近終於不再覺得肩痛，每天都很神清氣爽。我現在每天早上、洗澡時、就寢前都會做丹田呼吸法。

（60多歲，女性）

不明原因的心悸消失，四肢冰冷的情況有所改善！

我在呼吸教室上了三個月的課。以前只要稍微動一下就會心悸，需要馬上坐下來才行，而且一天內會出現好幾次這種情況。不過自從我每天持續練習丹田呼吸法和體操，現在已幾乎不再發生這種情形。另外，過去常覺得冰冷的膝蓋和腳也越來越暖和，終於可以拿掉腳底的暖暖包了。

（70多歲，女性）

困擾我二十八年的花粉症煙消雲散！

過去二十八年每到一月，我就會出現流鼻水、打噴嚏、鼻塞、喉嚨痛等症狀，甚至還會覺得憂鬱。就算吃再多藥也沒辦法抑制，整個人變得相當煩躁。

後來我練習丹田呼吸法一年左右，發現一月時我不再流鼻水，也不會喉嚨痛，讓我驚訝不已。之後的日子中我也完全沒出現其他症狀，過著相當舒適的生活。而且，至今我都不再出現花粉症症狀。總之，自從我開始到教室上課，日常生活中也會下意識地進行丹田呼吸法。在積年累月的努力之下，奇蹟終於降臨到我的身上。

（50多歲，女性）

從花粉症的困擾中解放，讓我得以集中精神，通過證照考試！

過去二十五年以上的歲月中，只要到了花粉症的季節，在這四個月內我每天都過著需服用藥物、控制外出時間，甚至有些憂鬱的生活。直到我到呼吸教室上課，一年後的現在，終於不再出現這種症狀。我可以感覺到，這與用藥物抑制症狀不同，而是用呼吸療法調整身心狀態，讓我能夠集中精神，通過目標證照的考試，可以說是一箭雙雕。

（40多歲，女性）

從嚴重的肩膀痠痛與疲勞感中解放！

我所從事的事務工作，讓我經常肩膀痠痛，且因為過勞、壓力累積，總是感到身心相當疲勞。再加上有時候我的血壓會急速上升，產生嚴重的頭痛與暈眩，甚至還會嘔吐。就算到醫院做詳細檢查，也查不出什麼問題。於是我來到丹田呼吸法的教室來尋求幫助。

開始到教室上課之後，原本相當嚴重的肩膀痠痛和疲勞感一掃而空，頭痛、嘔吐、血壓上升的狀況也減輕了許多，不再擔心症狀復發。加入教室三、四個月之後，我終於學到了「自己的健康要靠自己恢復」這個道理。（50歲，女性）

疑似乳癌的「硬塊」消失！

我在五年前的觸診中發現乳房內有硬塊，並接受細胞檢查。當時懷疑是乳癌，故需定期到醫院觀察狀況。後來我每個月到教室上一次課，過了六個月後再做檢查，那時醫師和我說「硬塊已經消失，所以之後不用再到乳房外科看診了」，讓我嚇了一跳。

包括媽媽、阿姨在內，我有許多親人都因乳癌而病逝，因此我一直活在對乳癌的不安與恐懼中。現在我終於擺脫這個持續了五年的恐懼，真是太好了。（50歲，女性）

溫暖骨盆四周，預防、改善「女性的煩惱」

15秒丹田呼吸法就是一邊感覺丹田的存在，一邊反覆進行深呼吸。用這種方法呼吸，可以改善血流狀況，讓身體從內部加溫。許多人在進行這種呼吸法時，甚至會漸漸出汗。

如同我們前面所提到的，這不僅可以減緩四肢冰冷和低體溫的症狀，還有助於減緩、消除女性的婦科症狀與疾病，使身體更舒適。

「以前每個月的生理痛讓我很難爬得起來，不過現在好了不少」、「原本醫生

說我的子宮肌瘤必須開刀，現在卻小了許多」，許多實際做過丹田呼吸法的人，告訴我這些感想。

15秒丹田呼吸法就是一邊感受丹田的存在深呼吸，一邊在吐氣時讓腹部凹陷下去。用這種方法呼吸時，可以讓膝蓋、大腿、肛門的肌肉反覆收縮舒張，**使骨盆周圍的血液循環變得更好，體溫上升，有助於減輕、消除婦科類的疾病與症狀。**

鍛鍊骨盆底肌，消除漏尿問題

「憋不住而漏尿」是「無法向他人提起的困擾」之一。而且，許多40歲以上的女性都有這樣的煩惱。

不管到哪裡，都想先確認廁所的位置。

對於長時間搭乘火車或公車感到恐懼。

於是逐漸變得不喜歡出門，假日寧可待在家裡……這種女性並不少見。明明之後的人生還很長，只能待在家裡實在有些浪費。

憋不住尿的其中一個原因，就是骨盆底肌過於鬆弛。

骨盆底肌支撐著陰道、子宮、直腸，以及膀胱等臟器。隨著生產、老化，骨盆底肌也會漸漸鬆弛，導致身體出現漏尿等情形。

15 秒丹田呼吸法中，每呼吸一次，膝蓋、大腿、肛門等處的肌肉就會收緊一次；而丹田草裙舞中，一邊感覺丹田的存在，一邊扭動腰部，便能夠**自然而然地鍛鍊到骨盆底肌**。

這或許就是為什麼許多人的感想中會提到「**漏尿情形有所改善**」。也有不少人在開始練習丹田呼吸法之後，能用很陽光清爽的表情開心地說出「因為不用再擔心來不及上廁所，所以可以好好享受旅行的快樂」。

刺激腸道，消除便秘，還有美容效果

深呼吸能夠伸展橫膈膜，並按摩到橫膈膜周圍的消化器官等內臟。藉由這樣的刺激，也有助於強化內臟功能。

其中，**最容易感覺到按摩效果而備受關注的，就是對腸道的影響。**

我們教室裡的學員中有不少人告訴我，在他們練習丹田呼吸法的期間，或者是練完一段時間後，覺得「**惱人的便秘消失了**」。**橫膈膜的運動或許可以刺激腸道，增強腸道蠕動，促進排便。**

「丹田草裙舞」也可藉由腰部的搖擺、扭動刺激腸道，故在兩者搭配進行下，會有更好的效果。

便秘之所以會消失，和自律神經有關。

當交感神經處於優勢，會減弱腸道的蠕動，進而導致便秘。相反的，當副交感神經處於優勢，可促進腸道的蠕動，進而減輕便秘情形。

總而言之，深呼吸可以伸展橫膈膜，進而刺激腸道；另一方面，還能使副交感神經處於優勢，有助於放鬆身體，促進腸道蠕動。在這兩種效果的疊加之下，便可使便秘情形得以獲得舒緩。

另外，便秘會導致腸內環境惡化。腸內環境惡化，不僅容易發胖，還可能提高得到生活習慣疾病的機率。

排便不順暢，會讓皮膚變得粗糙。由此可知腸道和美容也脫不了關係。

若能消除便秘情況，重整腸道環境，**不只可以預防、改善生活習慣疾病，還有讓肌膚變得更光滑、更年輕的美容效果**。

利用丹田呼吸法，打開燃脂開關

許多人在每天持續進行15秒丹田呼吸法後，**腰圍逐漸縮小，過一陣子後，體重也明顯下降，輕鬆瘦了下來。**

許多原本肥胖的人陸續瘦了下來，甚至還出現了以前不曾想過的「腰身」，體脂肪率、LDL膽固醇（引起動脈硬化的一大危險因子）等數值也從危險值降到了正常數值。

15秒丹田呼吸法完全不需要任何激烈運動。卻可期待它「雕塑身形的效果」。

一邊感覺丹田的存在，一邊吐氣讓肚子凹陷下去。反覆進行這個動作，伸展橫膈膜。這樣也可以鍛鍊到腹部側面的腹橫肌。

也就是說，只要下意識地深呼吸，就可以鍛鍊「呼吸肌」。肌肉增加，便可以幫助燃燒脂肪。

輕鬆、自然而然地鍛鍊腹部周圍的肌肉，居然能讓腹部周圍瘦下來，出現「腰身」，體脂肪和LDL膽固醇等數值也跟著下降。

而且，這種做法還不容易復胖，這真是再好不過的事了。因為15秒丹田呼吸法讓人覺得很舒服、很輕鬆愉快、容易持續下去，所以能一直保持良好效果，不會復胖。

另一個理由，則是進行15秒丹田呼吸法時，**可以增加血清素的分泌。**

血清素可以讓心情穩定，不會因壓力而想吃甜食——故還有著**防止「暴飲暴食」的效果。**

再加上「丹田草裙舞」中**包含了讓身體搖擺舞動，同時旋轉肩膀和手臂的動作。**

事實上，**這樣的動作正好與「瘦身」有關。**

肩胛骨和鎖骨附近，有一種含大量粒線體的細胞，名為**「褐色脂肪細胞」**（Brown adipose tissue, BAT）。

粒線體是細胞氧化多種營養素產生能量的「引擎」，藉由刺激這種細胞，有助於全身脂肪燃燒，可幫助瘦身，**肩胛骨和鎖骨是褐色脂肪細胞所在的位置，因此運動、伸展這些地方，瘦身效果就越強**。

這就是為什麼教室內有不少學生在瘦下來的時候，會先瘦到背部的肉，而在雕塑出背部線條之後，看起來就更年輕了。

各位在進行「丹田草裙舞」的時候，應該能體會到背部和胸部的骨骼和肌肉正在拉開，身體越來越暖和的感覺。這可以說是刺激褐色脂肪細胞，所產生的瘦身效果。

調整姿勢端正，看起來更年輕

15 秒丹田呼吸法可以讓位於側腹的腹橫肌、位於腹部前方的腹肌群，以及大腿的肌肉在收縮與舒張這兩種狀態間來回轉換，鍛鍊腹部周圍與下半身的肌肉。「丹田草裙舞」除了這樣的效果之外，還可以矯正軀幹姿勢。

這麼一來，不只能夠瘦身，**姿勢也會自然而然地變得更端正**。

身體姿勢會大幅影響到給人的印象。

就算皮膚很漂亮，臉看起來很年輕，要是姿勢不好看，就會給人很老的印象。

姿勢端正，看起來便可年輕五歲～十歲。

而且，端正的姿勢還可以自然而然地提升平時呼吸的品質。橫膈膜是「呼吸肌」之一。進行丹田呼吸法時能夠充分伸展橫隔膜，因此**比一般的呼吸可以吸到更多的氧氣**。

吸入更多氧氣，粒線體產生能量的效率有所提升，使體內充滿能量，強化內臟功能，讓身體更年輕。

因此，端正姿勢，可以讓他人留下年輕的外在印象；同時，吸入大量氧氣，可以讓身體內部變得更年輕，形成「**越來越年輕的良性循環**」。

讓偏高的血壓和血糖恢復正常數值!?

最近我常聽到學員們說，**他們的高血壓、高血糖（或是同樣做為糖尿病指標的糖化血色素偏高）等症狀獲得改善**。

而且神奇的是，許多人的這兩項數值同時降到正常值。

一般來說，高血壓是因為飲食的鹽分過高，而高血糖則是因為飲食的熱量過高，再加上運動不足。因此一般會建議高血壓的人少吃點鹽，建議高血糖的人少攝取些熱量、多運動。但也有許多人即使改變飲食生活，血糖、血壓卻遲遲不見改善。

若要問可能還有什麼原因，那應該就是**自律神經失調**吧。

若患者一直處於不安、緊張等有壓力的狀態下，交感神經就會一直處於優勢，使高血壓、高血糖的狀態持續下去。即使導正飲食生活，這些數值通常也不大會改變。

「在我開始練習丹田呼吸法之後，原本偏高的血壓和血糖居然一起下降至正常值了」，許多學員都有這樣的經驗，想必這也是源自於15秒丹田呼吸法的紓壓效果。

藉由丹田呼吸法吸入大量氧氣至體內，可使副交感神經處於優勢，身心進入放鬆狀態。另外，若在朝陽的沐浴下進行15秒丹田呼吸法，還可以增加血清素的分泌，放鬆身體，緩和不安和緊張感。

因此我們可以得知，**血壓和血糖之所以會一起降至正常值，和丹田呼吸法的紓壓效果有關**。

另外，當我們運動橫隔膜的時候，可以讓肺部擴張，改善高血壓情形，分泌能夠預防動脈硬化的荷爾蒙「ＰＧＩ２（前列環素）」。15秒丹田呼吸法可讓橫隔膜大幅擺動，進而改善高血壓情形，歡迎您嘗試看看。

正確呼吸，身體煥然一新——學員經驗談②

花粉症的症狀消失，避免子宮肌瘤的手術！

我以前有花粉症，每年春天都必須服用相關藥物。後來我開始每天早上進行10分鐘的丹田草裙舞，以及10分鐘的丹田呼吸法，並試著調整飲食，到了隔年春天，居然完全沒有花粉症的症狀出現，讓我都忘了要服用藥物。

另外，醫生原本說「需要動手術」的子宮肌瘤也變小了。不用做手術身體就自己好了起來，這讓我鬆了一口氣。

（40多歲，女性）

擺脫腸胃藥、生理痛用藥、偏頭痛用藥！

以前我的腸胃狀況很差，必須吃一大堆抗生素。不過自從我開始每天早上進行丹田呼吸法，一個月後，就幾乎不再需要這些藥物了。

另外，原本困擾著我的生理痛與偏頭痛也減輕許多，不再需要止痛藥。原本體溫平均35．7度，上升到36．6度。只是每天早上做一遍丹田呼吸法，就可以擺脫對十種藥物的依賴，整個人神清氣爽，醫療費用歸零，對我來說是很大的幫助。

（40多歲，女性）

不到四個月就雕塑出「腰身」，體重降低兩公斤！

我每個月會到呼吸教室一次，參加丹田呼吸法的課程，至今已過了三、四個月。而平時生活中，也會在一天內做數次丹田草裙舞和丹田呼吸法。不知不覺中，身體居然漸漸恢復「腰身」，體重也降低兩公斤。

以前不管再怎麼努力都沒辦法恢復腰身，體重也降不下來。開始做丹田呼吸法後，居然就在不知不覺中成功了，讓我相當驚喜。

（60多歲，女性）

腰圍變小，朋友們都說我「變瘦了」！

我加入丹田呼吸法教室至今已過了三個月。雖然還沒辦法把呼吸拉得很長，但每天至少會做一組呼吸。在我持續不斷的努力下，身體漸漸產生變化。

一次和女兒一起泡澡時，女兒對我說「咦？媽媽，你的腰變瘦了耶」。和許久不見的朋友見面時，他們也說我「臉瘦下來了，手臂變細了」。這都多虧了我在教室裡學到的課程，才讓我成功瘦身，十分感謝。

（40多歲，女性）

睡眠品質變得更好，四個月體脂肪降低18％

我每個月到呼吸教室上一次課，至今已過了四個月。每天只要一有時間，就會做丹田呼吸法，睡前也會做一次。以前我常會四肢冰冷，不過自從開始練習丹田呼吸法，手腳都越來越溫暖了。

另外，以前我要是沒有吃消夜就睡不著，不過現在我改用丹田呼吸法來代替消夜，不知不覺中就睡著。拜其所賜，這四個月我的體脂肪也從60％降到了42％。

（30多歲，女性）

疲勞感消失、睡得更好，而且血液的各種數值都恢復正常！

在到教室上課之前，我經常覺得身心非常疲勞，幾乎到了極限，總是覺得自己好像突然就會倒下。後來我下定決心，在每天早上、休息時間、通勤時間，只要一有空就開始做丹田呼吸法。

於是，我感覺到身心的疲勞感逐漸在減少，變得輕鬆許多。拜丹田呼吸法之賜，晚上也睡得很好。練習兩、三個月後，在健康檢查中，貧血與糖尿病的數值都恢復正常，讓我鬆了一口氣。

（40多歲，女性）

一年體重自然減了十公斤，血糖也大幅降低

之前我被診斷出有糖尿病，醫師對我說「要是血糖值再增加，就需要吃藥了」。不過後來我開始練習15秒丹田呼吸法，而沒有特別限制飲食，一年後血糖卻降低20左右，已相當接近正常數值，體重也少了十公斤。之後我將以戰勝糖尿病為目標，繼續每天練習丹田呼吸法。

（60多歲，女性）

消除五十肩，大幅改善高血壓的問題

過去數年我一直深受五十肩所苦，即使到接骨院或按摩店也沒辦法消除疼痛。不過自從我加入呼吸教室，練習兩、三次之後，手臂終於能自由舉起了，也不再為工作壓力感到苦惱，原本偏高的血壓也恢復正常。因為身體變得健康了，讓我更能做自己，過著充實愉快的生活。

（50多歲，女性）

心情變穩定，態度更積極

現代人的自律神經系統中，交感神經處於優勢的頻率經常偏高。

工作上，我們常需與人競爭、被進度追著跑，勞心費力去經營人際關係。智慧型手機和電腦使用過度，除了造成壓力還有藍光問題。空氣汙染和過度密集的居住環境，也在無意間侵蝕著我們的身心，帶給我們很大的壓力。

因此，我推薦您養成每天早上進行15秒丹田呼吸法的習慣，刻意讓副交感神經處於優勢。事實上，有不少學員在持續進行15秒丹田呼吸法後，**「覺得身上的壓力**

減輕了」、「不再那麼情緒化」。其中，甚至也有人從憂鬱症的痛苦中重新站了起來。

左頁的圖表是「POMS（Profile Of Mood States，情緒狀態量表）日語簡化版」的檢查結果。

在心理學上，運用POMS對受測者提出三十個簡單的問題，再依據受測者的答案，從「緊張、憂鬱、憤怒、疲勞、混亂、活力」等六個尺度，分析受測者情緒與心情。

我試著做了一項調查，觀察人們在進行丹田呼吸法的前後，做出來的POMS結果會有什麼樣的改變。我邀請教室內的三百名學員做為這次調查的受測對象，他們有男有女、年齡各不相同。

結果發現，在進行丹田呼吸法之後，「緊張、憂鬱、憤怒、疲勞、混亂」明顯下降，且「活力」大幅上升的受測對象，居然佔了所有受測對象的95%。

這個調查結果以數值顯示出，丹田呼吸法有減少負面情緒的效果，並可讓人更積極、更有正向力。

15秒丹田呼吸法不只能讓身體變得更健康，還能紓緩壓力，幫助人們轉換情緒，可以說是一個相當有用的方法。

15 秒丹田呼吸法讓心情穩定，培養積極的心態

POMS 結果

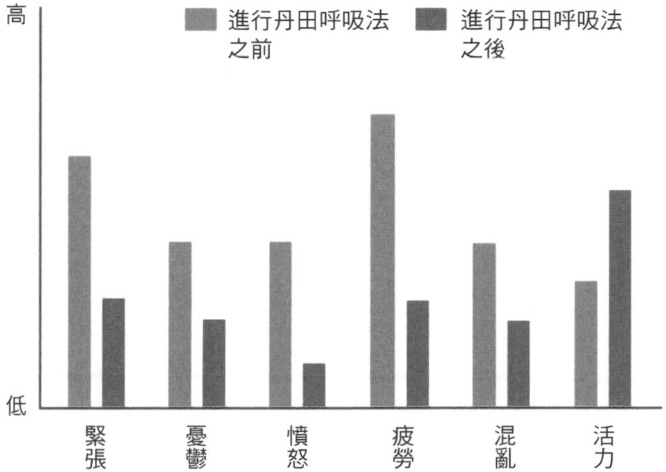

進行一組（10 次呼吸）的「基本 15 秒丹田呼吸法」

▼

有 95%的受測對象的負面情緒明顯下降，
且活力大幅上升！

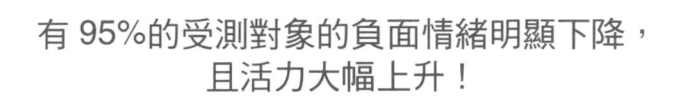

開發潛力，提升集中力與創造力

腦是人體細胞數量最多的器官。細胞多，就表示含有的粒線體數目也很多，而**氧氣是粒線體產生能量時不可或缺的物質。因此，如果吸入大量氧氣，讓這些氧氣進入大腦，就可以有效活化大腦運作。**

這裡我想先提一份相當有趣的資料。一次測試中，以十二名日本高中生為受測對象，讓他們在15秒丹田呼吸法的前

15 秒丹田呼吸法讓答題正確率大幅上升

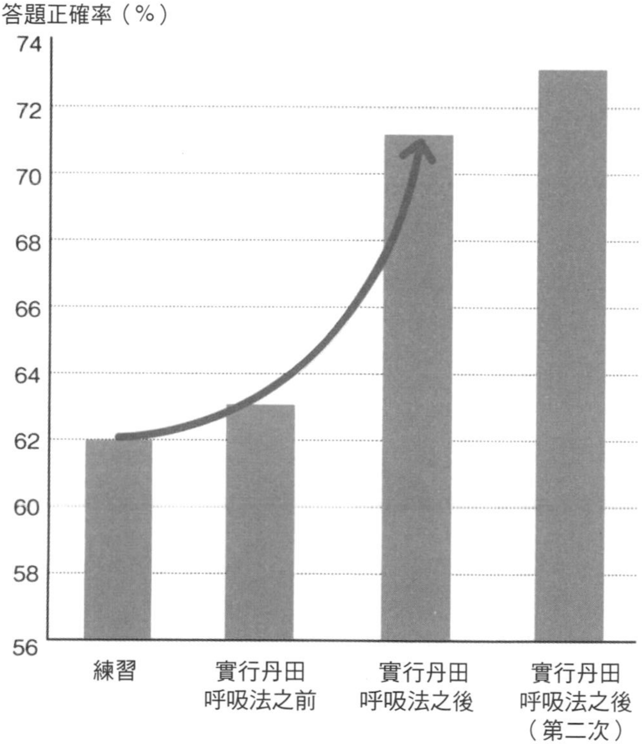

以 12 名高中生為受測對象進行實驗。上圖為 12 名高中生答題正確率的平均值。讓他們進行一組（10 次呼吸）「基本 15 秒丹田呼吸法」，並在丹田呼吸法的前後，分別給他們做可以在 1 分鐘內解出來的問題。第二次做丹田呼吸法時，一併使用芳香療法。

後，各做一份只有單純計算的測驗卷。結果發現，在進行丹田呼吸法後所做的測驗卷，平均答題的正確率明顯增加。

由這項實驗結果可以發現，15秒丹田呼吸法確實可以活化大腦。丹田呼吸法教室的學員也常說出**「更能集中精神」**、**「更容易產生靈感」**之類的感想。

15秒丹田呼吸法可以讓您的潛力開花結果——。前述的實驗結果與教室內學員的感想都指出了這件事。

一位在照護中心內教導老年人練習丹田呼吸法的志工，曾和我說過這樣的事。

「練習完丹田呼吸法之後，大家的表情都變得更陽光了。就算是原本不太常表現出感情的人，也變得更加樂於表達。其中甚至有些人深受失智症所苦。總之，大部分的人都很期待一個月一次的呼吸療法教學課程。」

15秒丹田呼吸法可將大量氧氣送進腦內，活化大腦運作。或許也有著**預防、改善失智症的功效**。

碰上「重要關卡」，善用呼吸法

碰上「重要關卡」時，建議您可以試試看15秒丹田呼吸法。

由第103頁的圖可以看出，進行丹田呼吸法之後，答題正確率明顯提升了許多。因此如果在重要考試前，做一次丹田呼吸法，想必可以讓人發揮出最大潛力。在重要的會議或發表會之前，建議您可以試試看丹田呼吸法。

除了自己之外，也可以邀請家人一起來練習。比如可以試著教導子女、孫子孫女這種15秒丹田呼吸法，讓他們習慣用丹田呼吸，並和他們說「考試前可以試試看這種呼吸方式」。

碰上「重要關卡」時進行15秒丹田呼吸法，可以**將氧氣大量送入腦內，活化腦內的粒腺體，增加α波的比例，進而發揮出最大的實力**。

事實上，我在學校的學生們，以及在呼吸療法教室內的學員們在學會丹田呼吸法之後，也紛紛告訴我他們「**成績提升了**」、「**考進理想學校了**」、「**考到證照了**」、「**工作效率提升了**」。

提升「體感」的敏銳度
——傾聽「身體的聲音」，預防身體不適

在呼吸療法教室內，大家會一起閉上眼睛，進行丹田呼吸法。要是張開眼睛，會不自覺地在意其他人的動作，同時也會在意別人眼光中的自己長什麼樣子。簡單來說，就是「無法集中精神在呼吸上」。

15秒丹田呼吸法中，幾乎所有動作都是在閉上眼睛的情況下進行的。這是進行丹田呼吸法的重點之一。

即使只有自己一個人在房間裡，也會不知不覺地在意周圍的雜事。

這時請先將眼睛闔上，阻止周圍的視覺資訊進入眼睛，讓自己能更專注地感覺內心的想法。這樣可以讓「體感」變得更敏銳。

這裡說的體感，指的是傾聽自己「身體的聲音」。訓練自己的體感，可以讓自己更能察覺到身體的細微變化，在真正的危機出現之前就注意到危機的存在，防止自己受到傷害。

舉例來說：

- 不自量力地抬起重物，結果閃到腰。
- 不去理會肩膀僵硬的問題，於是漸漸地抬不起手來，變成五十肩。
- 肌肉訓練過度，造成肌肉關節痠痛。

若擁有敏銳的體感，就可以在身體受傷之前，自然而然地避開可能會傷害到身體的行為，也可以查覺到可能會在未來導致身體生重病的原因，預先將危險的種子移除。

我們可以透過丹田呼吸法，讓自己的「體感」更為敏銳，不只能察覺到「現在的身體不適」，還能盡可能地減少「未來的健康煩惱」。

「睡前的15秒丹田呼吸法」，讓您一覺好眠

如果您晚上睡不太著，**建議您除了在早上做一組丹田呼吸法之外，也可以於睡前再做一組。**

許多教室裡的學員在睡前也會做丹田呼吸法，也有不少人因此而不再需要服用助眠藥物。

每天早上，在朝陽的沐浴下進行15秒丹田呼吸法，可以促進血清素的分泌。到了晚上，血清素會轉變成褪黑激素，讓身體一覺好眠——。

正常的循環應該是這樣才對。但如果在該睡覺的時間反倒精神高昂，自然無法輕易入眠。

譬如說，有些人會在睡前使用電腦、智慧型手機、看電視。也有些人會在很長的一段期間內，一直工作到想睡為止，沒辦法讓身心享有充足的休息時間。

另外，您會不會過於在意過去的事和未來的事呢？

如果您有這種狀況，不妨在上床睡覺之前，做一遍「基本15秒丹田呼吸法」。

藉由腹式深呼吸，慢慢吐氣、再吸氣，可以讓副交感神經處於優勢。**解除身心的緊張感和興奮感，讓身心放鬆，進入適合睡眠的狀態**。如此一來，一定能在躺下後沒多久就睡著。

好的睡眠可以讓您在起床時神清氣爽，度過精神飽滿的一天。

特別是想睡得更好的人、有睡眠障礙的人，對這些人來說，建議每天持續練習「基本15秒丹田呼吸法」。

晚上睡得好，早上起來神清氣爽，而且一整天都能精神飽滿，形成良性循環。

正念的冥想效果
——專注於當下，全然開放的自我覺察

近年來，**「正念療法」**逐漸受到大眾的關注。

我們常可在書本、電視節目等地方看到所謂的正念療法。簡單來說，正念療法就是**集中精神感受「現在、這裡」**。

正念療法的主軸，其實就是來自東方的「冥想」。

美國有許多相關的科學研究正在進行，又因為蘋果電腦的創始者，史蒂夫・賈伯斯的身體力行，使這種療法廣為人知，在日本逐漸掀起風潮。

原本我們是為了提高集中力、讓情緒不要過度波動而使用正念療法，不過近年來，有研究成果指出正念療法還有防止老化和失智症的效果。

身體和腦的老化與染色體的末端部分——「端粒」有關。端粒可保護染色體，不過隨著年齡的增加，端粒會越來越短，使身體和腦部逐漸老化。

不過近年的研究發現，只要持續進行正念療法，就能夠減緩端粒隨著年齡增加而變短的速度。

另外，也有研究報告指出，冥想達人腦部「前額葉皮質」和「島葉」區域的容量，比沒有冥想經驗的人大了許多。

前額葉皮質與島葉區域分別與「思考」和「感覺」有關。

冥想達人之所以能夠頭腦清晰地控制自己的情緒，就是因為他們藉由長年修行，增加腦部這些區域的容量。

正念療法就是集中精神，感受「現在、這裡」。

不過，光說這些，應該還是有些讓人摸不著頭緒吧。

那麼，改用**「集中精神在自己的呼吸上」**這種方式來描述呢？這樣應該比較能想像是怎麼回事了吧？事實上，「集中精神在自己的呼吸上」這件事，正是正念療法的重點。

如果能下意識地集中精神深呼吸，就可以得到接近正念療法的效果。這麼說並不為過。

閉上眼睛，做一遍15秒丹田呼吸法。並在這段時間內，將精神集中到自己的呼吸上，平靜地面對自己的內在——。

像這樣藉由調整自己的意識與心靈來提高集中力，便能夠減少自己的情緒波動，進而防止老化，預防失智症。

在我們教室內，於丹田呼吸法練習的最後，還會要求學員們一起冥想，「想像大自然的樣子」。這樣的冥想也有著接近於正念療法的效果，有助於改善、預防各種疾病。

思緒混亂的時候「先深呼吸一口氣」

只要活著，任何人都會有情緒波動幅度大的時候。

不安、悲傷、憤怒……當這些負面情緒纏身，如果一直隱忍在心裡，對身體沒有好處，只有壞處。

最好的做法，並不是把這些瞬間產生的負面情緒一直累積、隱藏，而是將其馬上抒發出來。

要是您被負面情緒纏上，請您試試看「基本15秒丹田呼吸法」。原本一組要做十次呼吸，不過就算只做一次或兩次呼吸也沒關係。

請在您慢慢吐氣的同時，試著想像自己的負面感情漸漸集中到丹田，然後由這個地方散出至身體外側。

或者想像自己的眼前有一個「氣球」，當你吐氣時，負面感情也會慢慢地吹進這個「氣球」。請您試著將這個氣球吹大吧。**而在您吐完氣的同時，這個氣球就會**

隨風飄走。

而在您釋放出負面感情之後，請您在心中默念「**高興**、**快樂**、**幸福**、**感謝**」等詞。這麼一來，將會感覺到正向、積極的情緒慢慢修復內心。

人類原本應該就是正面、積極的動物。請您試著透過深呼吸，找回「**原本的自己**」吧。

透過呼吸獲得「幸福的感覺」

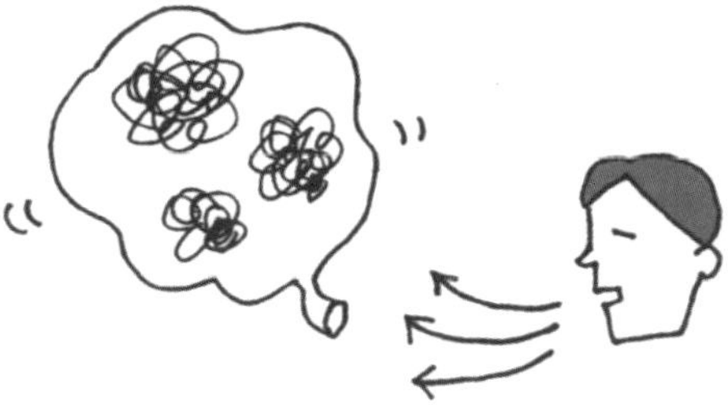

將負面情緒
吹進眼前的「氣球」

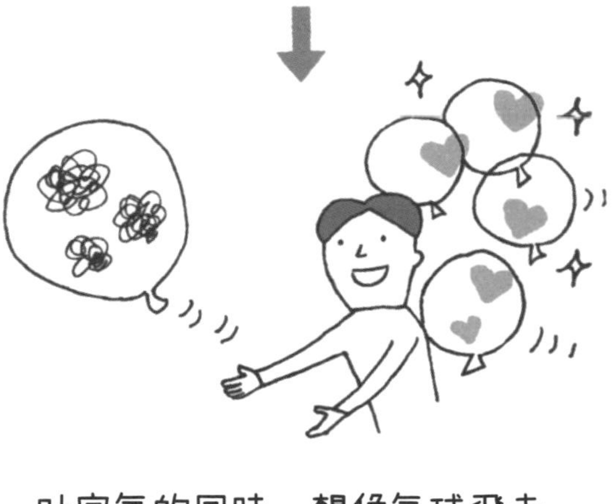

吐完氣的同時，想像氣球飛走，
同時心中會產生正面情緒

正確呼吸，啟動正念療癒力
——學員經驗談③

減輕腰痛，睡眠品質變好，ＬＤＬ膽固醇的藥物也能減半！

因為我想讓嚴重的腰痛舒緩一些，所以參加了呼吸療法課程。過了半年之後的現在，發現腰在不知不覺中變得更輕盈了，也幾乎感覺不到疼痛。另外，以前在天氣冷的時候，我一定會抓著暖暖包不放，現在畏寒情況好很多，冬天不再四肢冰冷。

晚上睡前的丹田呼吸法，讓我睡眠品質變得更好。現在已經不大會在深夜爬起來上廁所，早上起床時也覺得神清氣爽，或許這和丹田呼吸法讓我的臀部收得更緊有關。

另外，我原來在吃ＬＤＬ膽固醇的藥物，減為過去的一半。丹田呼吸法真的很棒，能夠接觸到這種呼吸療法，實在是很棒的一件事。

（50多歲，女性）

晚上做一遍丹田呼吸法，讓我睡得更好！

以前到了晚上睡覺時，我總是一直看著時鐘而睡不著。不過現在每當我一蓋上棉被，就會開始做丹田呼吸法，於是我漸漸越來越容易入眠。

當胃狀況不好的時候，我會用手撫摸疼痛的地方，然後進行丹田呼吸法以緩和疼痛。大多數情況下，我都能在不知不覺中睡著。就算身體疼痛，也可以靠呼吸法緩和。這種安心的感覺，讓我更確定學習丹田呼吸法是正確的。

（60多歲，女性）

提升集中力，讓自己能時常保持平常心！

除了每天早上之外，當我開始工作、開始讀書，或開始做其他需要集中精神的事之前，一定會做一次丹田呼吸法。這種方法可以有效幫助我提昇集中力。

另外，平時要是突然來心情不好、感到壓力，丹田呼吸法可以幫助我放鬆心情，重新思考事情，冷靜分析狀況。我認為丹田呼吸法是一種可以讓我時常保持平常心的有效方法。

（20多歲，男性）

擺脫消沉和憤怒的心情！

每天我都會做好幾次丹田呼吸法，這讓我感覺身體越來越輕盈，心情也越來越放鬆。過去我時常把事情往不好的方向思考，家人說我兩句，我常會馬上動怒。不過自從我學習丹田呼吸法，到現在已過三個月，我發現自己生氣的次數越來越少了。

最近我都能用比較正面的心態面對發生的事，也開始能接受那些過去討厭的事物。對我而言，現在是我的人生中最興奮的時刻。

（70歲，女性）

體感的敏銳度提升，不再容易閃到腰！

以前我的腰經常閃到，不過在我開始練習丹田呼吸法的兩年後，幾乎不再出現閃到腰的情況。每天生活中要做各種動作時，都會先注意到「啊，這個動作可能會引發身體疼痛，應該要避免才行」，所以可以預防身體出事。另外，可能是因為我在做丹田呼吸法的關係，有鍛鍊到肺和喉嚨，因此每年感冒的次數也減少，即使感冒也能很快治好。

（40多歲，女性）

嚴重的肩膀痠痛、脖子痠痛、腰痛獲得緩解，視力回復了！

以前我有很嚴重的肩膀痠痛，嚴重到沒辦法旋轉上半身。不過現在我每天早晚都練習丹田呼吸法，身體變得輕鬆許多，也開始能輕鬆扭轉上半身。除此之外，脖子痠痛、以及嚴重到要看醫生的腰痛都有所紓緩。或許是因為脖子和肩膀的痠痛獲得了緩解，讓血流狀況變好的關係，我的近視狀況也減輕了許多。

另外，丹田呼吸法也讓我的心理更有餘裕，不用在承擔心理壓力的狀況下工作，讓我在職場的人際關係，以及和家人的關係都變得更圓滿。

（60多歲，女性）

從憂鬱症中回復，順利踏上原本放棄的旅行

過去我曾因為憂鬱症而食慾不振、失眠、慾望減退、覺得疲倦、體重狂降，讓我十分苦惱。而在這時我與丹田呼吸法相遇，於是我除了服用醫院開的藥物之外，每天早晚也會各做一次丹田呼吸法並搭配芳香療法。

隨著時間的經過，我感覺到自己的心靈逐漸平靜下來，態度變得更為積極，慢慢地不再需要服用醫院開的藥，看醫生的次數減少許多，體質越來越好。

在加入丹田呼吸法教室之後，常覺得自己神清氣爽，心情愉快而陽光。原本我已經放棄旅遊，最近卻開始和丈夫頻繁地在日本國內旅行。現在我的憂鬱症已經完全恢復，不再需要服用藥物。

（50多歲，女性）

總整理
15 秒丹田呼吸法
症狀獲得改善的例子

持續三個月以上丹田呼吸法的學員們，
幾乎都出現了以下的正向改變

●改善以下身體問題

肩膀痠痛、五十肩、腰痛、頭痛等疼痛／四肢冰冷、低體溫／花粉症／疲勞／預防感冒、快速恢復／高血壓／貧血／癌症／結締組織病、帕金森氏症／甲狀腺功能障礙／腦梗塞／嚴重生理痛、生理期不順、子宮肌瘤等婦科方面的身體不適／頻尿、漏尿／便秘等腸胃不適／美肌／肥胖（LDL 膽固醇與體脂肪下降）／體重下降、瘦腰／姿勢改善／失眠（睡得更好、提升睡眠品質）／改善近視、老花等視力問題／心悸、喘氣／頭暈……等。

●改善以下心理問題

改善憂鬱症／面對壓力時，心理上更有餘裕，能夠正向思考／就算被憤怒、悲傷、不安等負面感情纏身，也能馬上調整心情，往前邁進／擺脱消沉的心情、更有動力做事／改善家庭內與職場上的人際關係／能一直保持活力、精力充沛地生活……等。

●有助於提升腦力

提升集中力、學習能力、容易產生靈感／更容易通過證照考試、就職考試／幫助您從家裡蹲回歸職場／改善拒絕上學的情況／提升工作業績／增加收入……等。

＊另外，也有人説丹田呼吸法讓失智症患者更為陽光，可以展現更豐富的表情。

第4章

一起來做丹田呼吸法

——跟著圖解步驟，輕鬆愉快地深呼吸

簡單好做的「基本15秒丹田呼吸法」

那麼，接下來就讓我們實際練習看看丹田呼吸法吧。

15秒丹田呼吸法由「基本15秒丹田呼吸法」與「丹田草裙舞」所組成。其中，就算只有在每天早上花約3分鐘做一遍「基本15秒丹田呼吸法」，也可以得到很好的效果。

「基本15秒丹田呼吸法」的做法十分簡單。

請讓身體沐浴在朝陽下，或者想像自己沐浴在朝陽下。

首先，為了放鬆身體，請做幾下準備體操。上下擺動肩膀，然後像手搖鼓一樣輕輕甩動手臂，讓上半身左右擺動。

接著跪坐在床上或地板上，或者坐在椅子上（膝蓋會痛的人請坐在床邊，或者坐在椅子上）。躺著做也可以。

姿勢上，請保持背部筆直。試著想像自己**「腳掌緊貼地面、頭部往上方延伸」**，就能自然而然地讓背部呈現出理想的筆直姿勢。

保持這個姿勢，將手放在丹田的位置，閉上眼睛，想像早晨的陽光從眉心射入，然後緩緩從鼻子吸氣，並依自己的節奏數到五。

接著再慢慢數到十，同時身體前傾，緩緩從口中吐氣。讓腹部逐漸凹陷下去，最後使膝蓋、大腿、肛門等處收緊。重複這個動作十次（十次呼吸）。

十次呼吸結束後，掌心朝上，將手放在膝蓋上，**想像自己喜歡的自然景象**，冥想數分鐘，效果會更好。

舉例來說，可以想像自己正被山頂清爽的空氣吹拂、想像自己悠閒地漫步在海灘上，或者想像自己在做森林浴等……。

剛開始可能沒那麼容易想像出這些景象，不過只要每天早上都練習一遍，久而久之就能夠自然而然地浮現出自己喜歡的自然風景。

於是漸漸地，您也能開始想像「**（不再有任何身體不適）變得更好的自己**」、「**自己想成為的樣子**」。

想像能大幅影響現實狀況。

舉例來說，如果一直想著「要消除這種身體上的病痛」，把焦點放在身體的病痛上，反而不容易治好這些病痛。不過，**如果持續想像自己「恢復正常的樣子」、「健康的樣子」，則能夠激發身體的自然治癒能力**。

請您透過15秒丹田呼吸法，善用想像的力量，讓自己「狀況越來越好」，或是漸漸轉變成「自己想成為的樣子」吧。

進一步提升效果！「丹田草裙舞」

如果您有腰痛、肩膀痠痛、膝蓋痛等身體疼痛問題，推薦您先試著用「丹田草裙舞」放鬆身體，再進行「基本15秒丹田呼吸法」。

一邊搖擺腰部，一邊轉動肩膀，盡情伸展側腹，這些動作可以幫助血液循環，讓身體變得更溫暖，同時讓心情變得更好。許多人的感想中有提到，他們光靠**「丹田草裙舞」，就讓肩膀痠痛和腰痛的問題減緩不少**。

運動肩膀時會動到肩胛骨，可以刺激「褐色脂肪細胞」（參考第90頁），促進脂肪燃燒。

跳「丹田草裙舞」時，盡可能放鬆身體，丹田呼吸法的效果會更好。跟著節奏擺動身體，還能讓心情變得更愉快。

另外，也推薦您在進行丹田呼吸法時，搭配使用芳香療法。芳香療法請盡可能選用取自天然植物的精油。香味上依個人喜好選擇即可，不過如果是孕婦或身體狀況特殊，有些香味不能隨意使用，故請一定要再三確認。

基本 15 秒丹田呼吸法

進行「基本 15 秒丹田呼吸法」，需讓自己沐浴在朝陽下、吸收大量早晨的新鮮空氣，讓氧氣進入體內每個角落。

＊確認事項

☐每天早上讓自己沐浴在朝陽下，或者想像自己沐浴在朝陽下。

☐不管是要站著、坐在椅子上、跪坐著做丹田呼吸法，都必須保持背部筆直，想像自己「腳掌緊貼地面、頭部往上方延伸」。

☐如果要跪坐，請讓雙腳腳掌盡可能靠近，讓雙腳拇指能夠碰在一起，再讓屁股坐在腳上，這就是最標準的姿勢。

☐躺著做也沒關係。

☐每天早上做一組（十次呼吸）是基本條件，習慣以後請以一天做數組為目標持續下去。

☐吐氣時，請在腹部往內凹陷的同時，想像「不好的東西和負面想法都隨著吐氣離開身體」。像是在吹氣球一樣把氣吐出。盡可能地吐出空氣是丹田呼吸法的一大重點。

☐吸氣時，請在腹部往外凸出的同時，想像「朝陽的能量從眉間進入身體」，吸進大量氧氣。

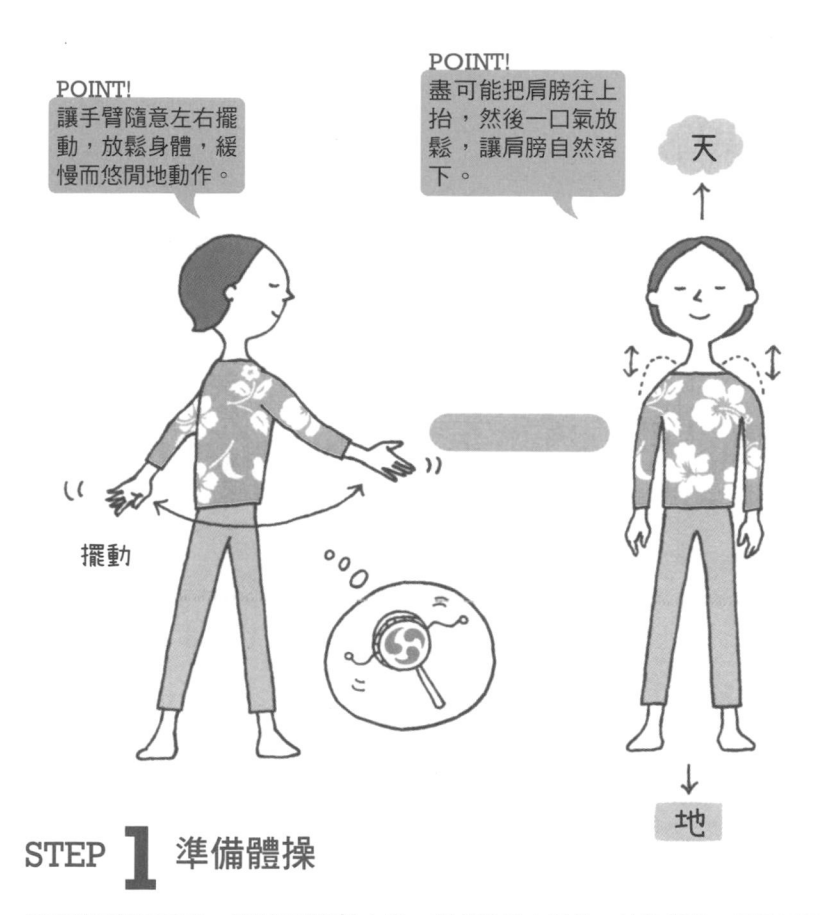

讓手臂隨意左右擺動，放鬆身體，緩慢而悠閒地動作。

STEP 1 準備體操

張開雙腳與肩同寬。想像腳掌緊貼大地、頭部往天空延伸，拉直背部，輕輕把眼睛閉上。
盡可能把肩膀往上抬，然後一口氣放鬆，讓肩膀落下，重複這個動作兩次。
接著，放鬆雙手的肌肉，讓手自然垂下，然後左右旋轉上半身，讓手臂像手搖鼓一樣左右擺動。慢慢加大手臂的擺動幅度，直到身體旋轉的角度到極限，再慢慢縮小手臂擺動的幅度。

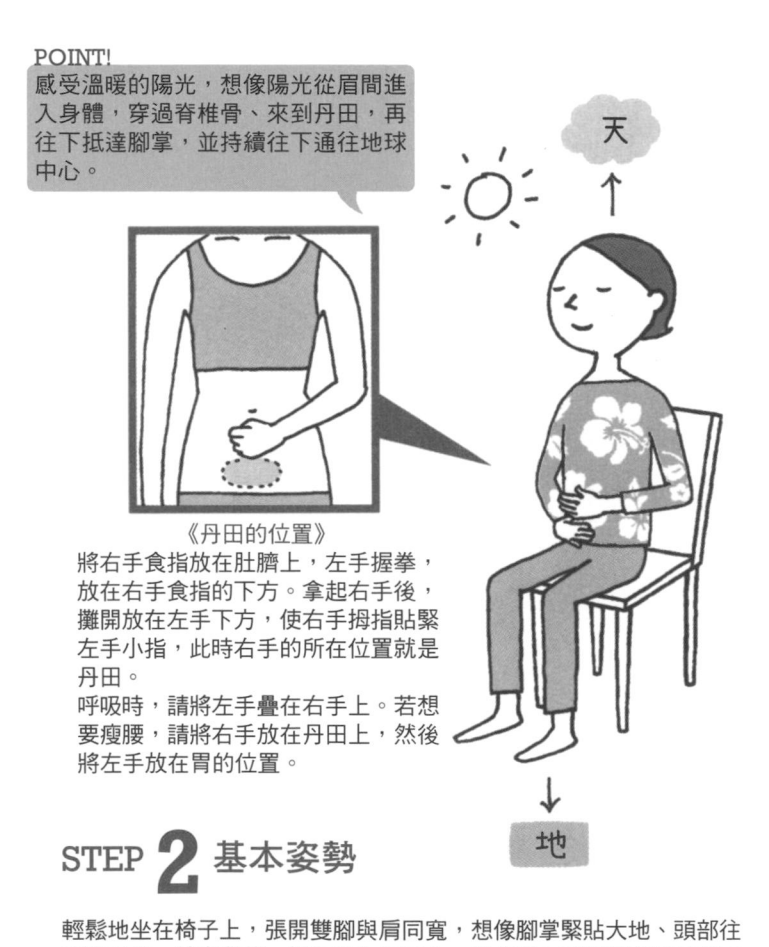

POINT!
感受溫暖的陽光，想像陽光從眉間進入身體，穿過脊椎骨、來到丹田，再往下抵達腳掌，並持續往下通往地球中心。

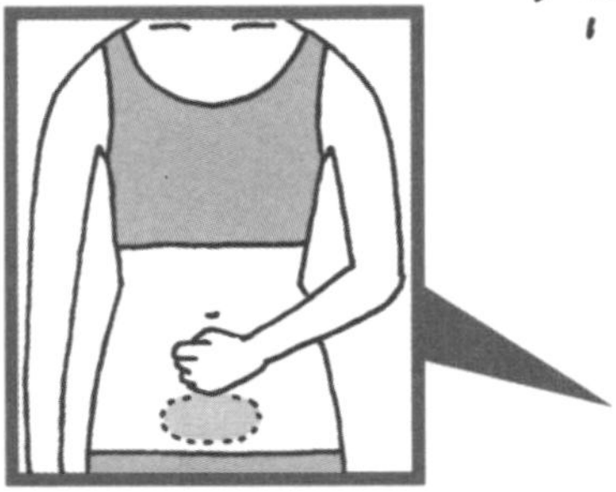

《丹田的位置》

將右手食指放在肚臍上，左手握拳，放在右手食指的下方。拿起右手後，攤開放在左手下方，使右手拇指貼緊左手小指，此時右手的所在位置就是丹田。
呼吸時，請將左手疊在右手上。若想要瘦腰，請將右手放在丹田上，然後將左手放在胃的位置。

STEP 2 基本姿勢

輕鬆地坐在椅子上，張開雙腳與肩同寬，想像腳掌緊貼大地、頭部往天空延伸，拉直背部。把手放在丹田上，想像體內不好的東西和負面想法都隨著吐氣，慢慢從口中離開身體。吐盡空氣以後，再從鼻子吸進大量空氣，然後再一次地從口中慢慢吐出空氣。

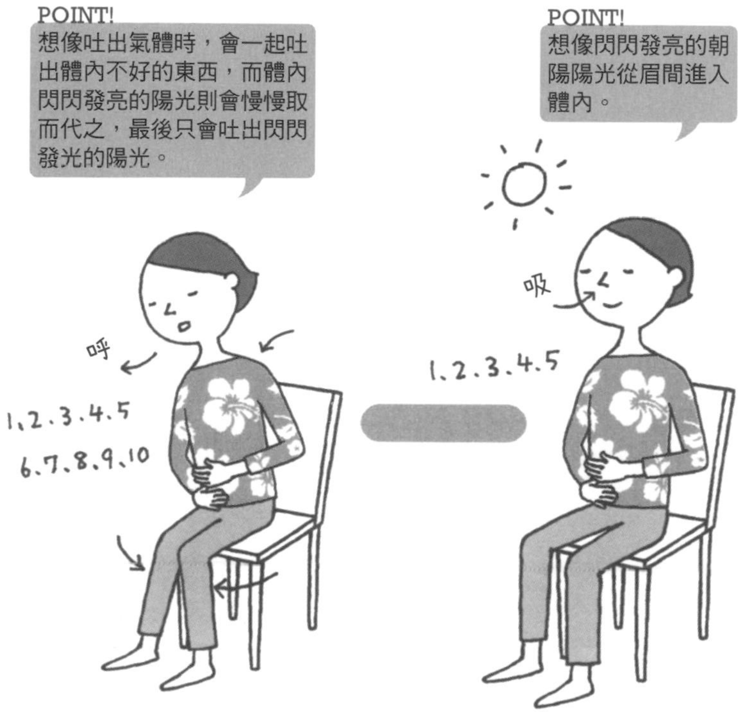
POINT!
想像閃閃發亮的朝陽陽光從眉間進入體內。
吸
1、2、3、4、5
POINT!
想像吐出氣體時，會一起吐出體內不好的東西，而體內閃閃發亮的陽光則會慢慢取而代之，最後只會吐出閃閃發光的陽光。
呼
1、2、3、4、5
6、7、8、9、10

STEP 3 呼吸

在腦中從 1 數到 5，同時慢慢從鼻子吸進空氣。接著吐氣同時在腦中慢慢從 1 數到 10，微微將身體往前傾斜，感受丹田的存在，像是吹氣球一樣把氣體慢慢吐出，使腹部逐漸凹陷下去。最後，使膝蓋、大腿、肛門等處的肌肉收緊。然後再重複這個動作九次（共十次）。

丹田草裙舞

「丹田草裙舞」是以夏威夷等南方國度為印象設計的動作，讓您能用身體感受太陽的溫暖。

＊確認事項

☐找一首夏威夷風格歌曲（例：南海姑娘、淚光閃閃等），配合音樂節奏，讓身體動起來。

☐可以的話請閉上眼睛，配合音樂節奏擺動身體，用全身去感覺這美好的心情。然後試著傾聽自己身體的聲音。如果站不太穩，也可以睜開眼睛做。

☐隨時感受丹田的存在，一邊擺動腰部一邊運動全身。想像自己是個陀螺，盡可能不要改變頭和腳的位置。

☐不要勉強自己做太大的動作，特別是旋轉肩膀和腰部，以及抬起手臂等動作，請在不會感到疼痛的範圍內進行。當您習慣「丹田草裙舞」的時候，再逐漸擴大可動範圍。

☐結束後一定要記得補充水分。

☐「丹田草裙舞」結束以後，再進行「基本的 15 秒丹田呼吸法」（第 127 頁），會覺得深呼吸更為順暢。

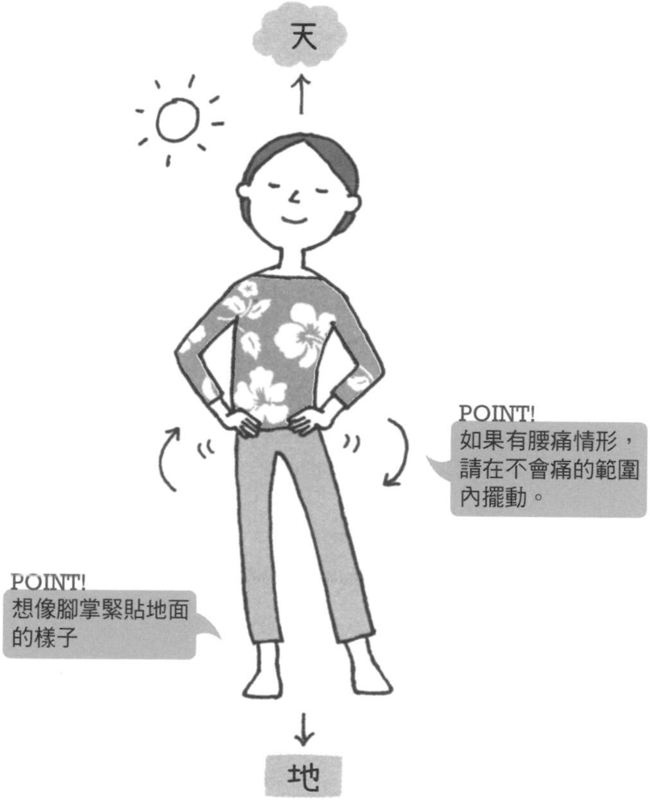
天
POINT!
如果有腰痛情形，
請在不會痛的範圍
內擺動。
POINT!
想像腳掌緊貼地面
的樣子
地

STEP 1 擺動腰部

張開雙腳與肩同寬立於地面，想像頭被往上拉的樣子。閉上眼睛，雙手放在腰上，左右擺動腰部。擺動 5～6 秒之後，將腰順時針扭過去。一開始扭的角度不要太大，之後再慢慢拉大角度。這個動作重複五次，接著再把腰往逆時針扭五次，然後再順時針扭五次。

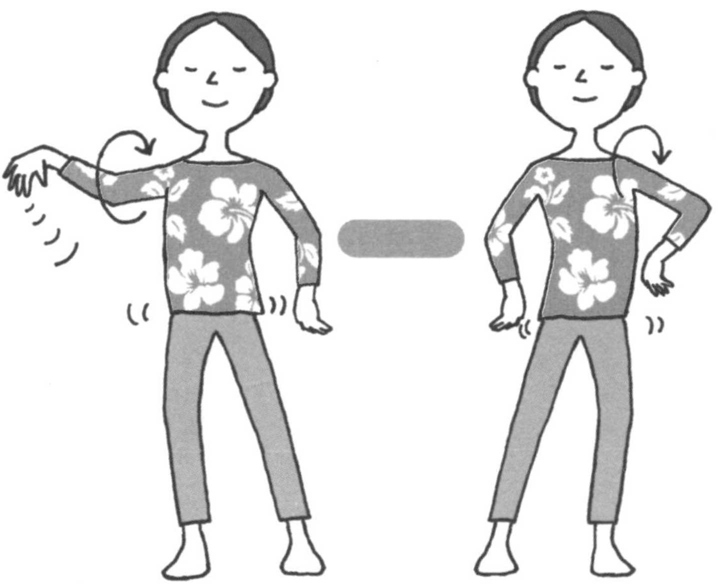

POINT!
放鬆手臂的力量，
輕輕地旋轉。

POINT!
順著腰的動作移動身體重心。
不要勉強做太大的動作，在可
行的範圍內擺動就好。

STEP 2 肩膀繞圈

雙手離開腰部，並放鬆手臂的力量。左右擺動腰部，同時將左右肩膀交互往後繞圈。腰部往右擺動，將右肩往後繞圈，腰部往左擺動，將左肩往後繞圈。慢慢加大肩膀與手臂往後繞圈的動作。左右手臂分別往後繞五次，然後再往前繞五次。然後在保持肩膀往後繞圈的動作下，慢慢縮小手臂的動作。

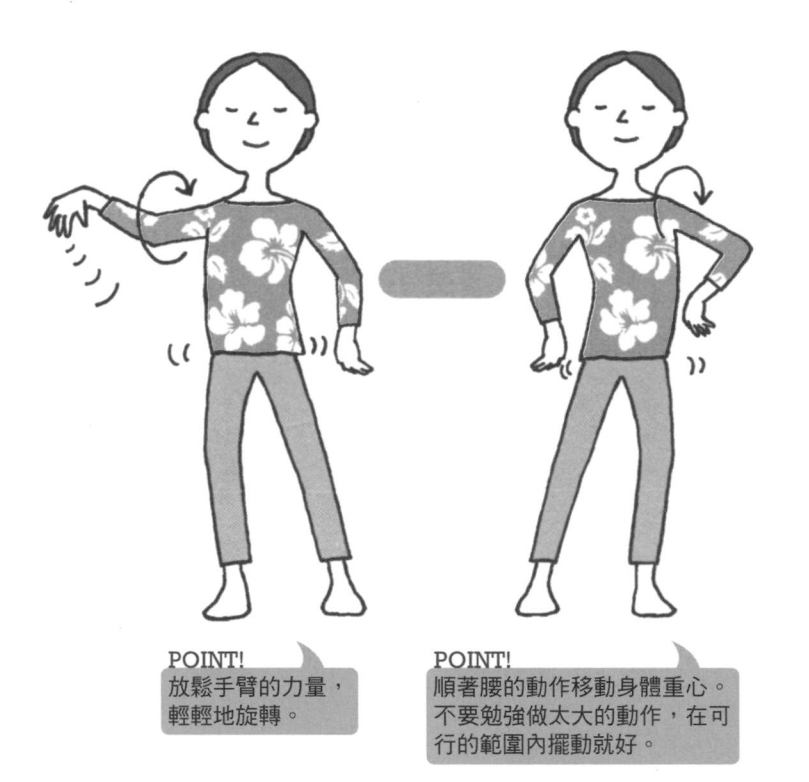

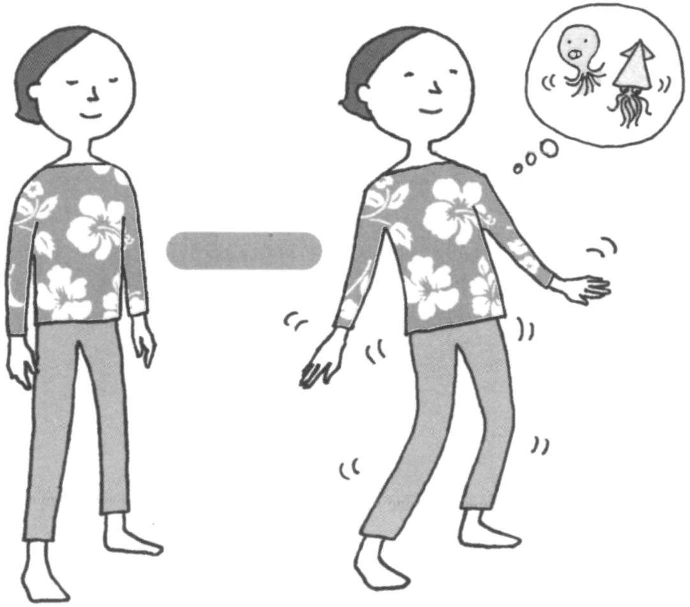

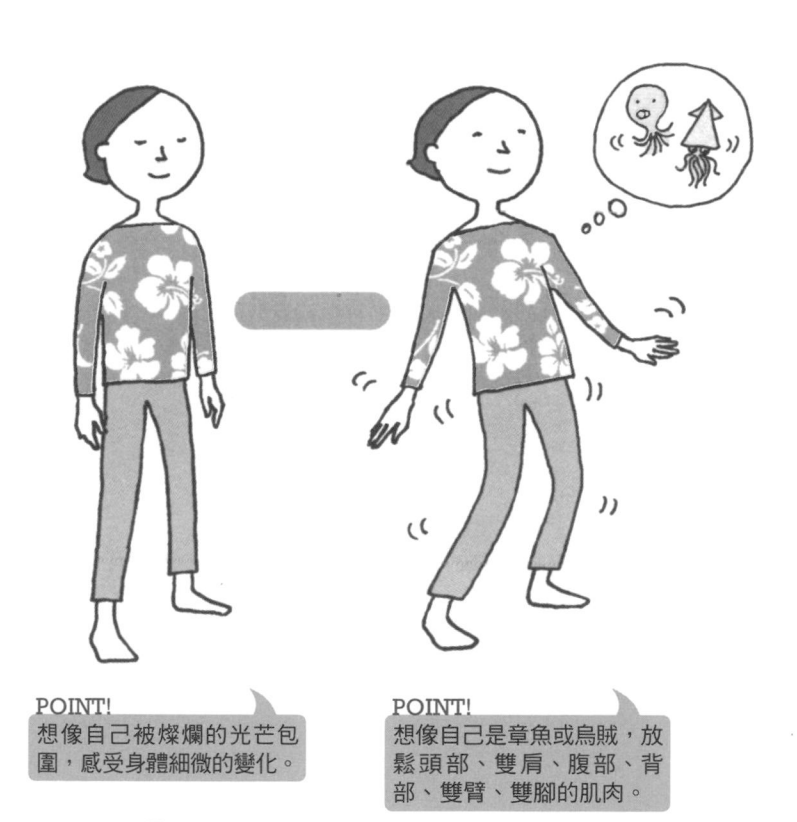

POINT!
想像自己被燦爛的光芒包圍，感受身體細微的變化。

POINT!
想像自己是章魚或烏賊，放鬆頭部、雙肩、腹部、背部、雙臂、雙腳的肌肉。

STEP 3 扭來扭去 1

保持腳的位置，讓膝蓋自然彎曲，放鬆全身的力量，配合音樂扭動全身的肌肉。感受身體與心靈逐漸放鬆的樣子，然後慢慢停下動作。

POINT!
闔起手肘的時候請將雙手手肘確實靠在一起，打開手肘的時候則要一口氣拉開。這個動作可以運動到肩胛骨，讓背部變得暖和。

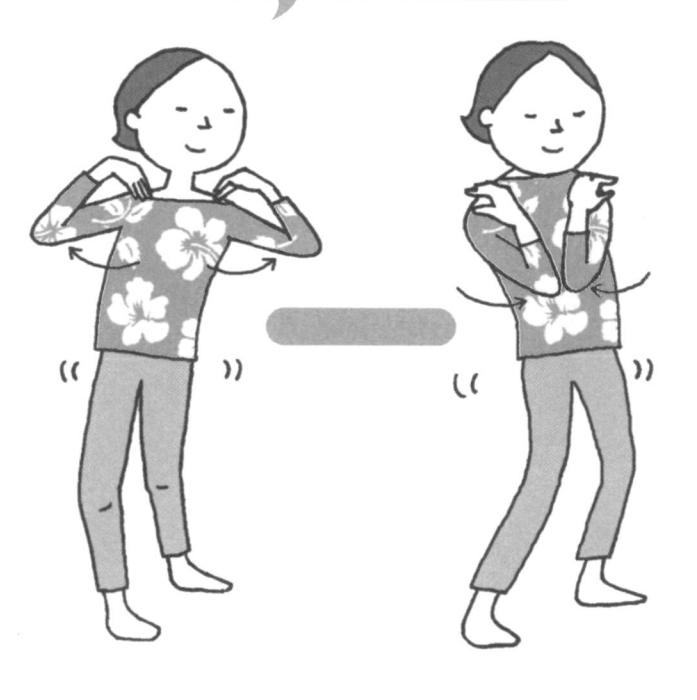

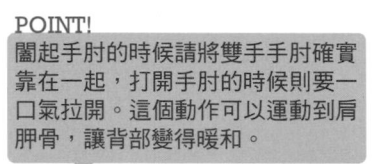

STEP 4 手肘開闔

左右擺動腰部。將右手手指放在右肩上，左手手指放在左肩上。於胸前闔起兩手手肘（手肘要確實碰到），然後再打開。重複這個動作五次。

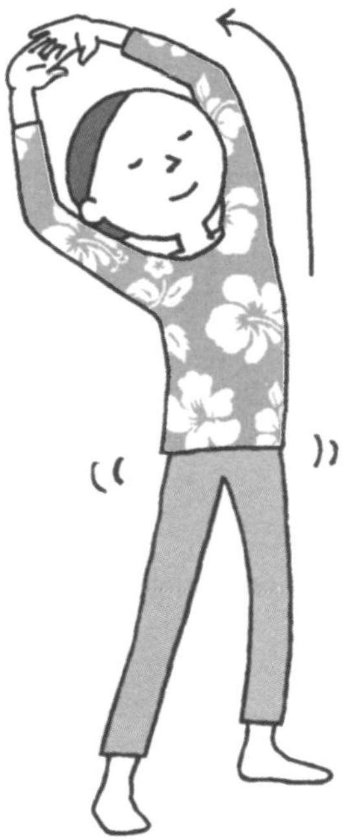

POINT!
將互相握住的雙手往右伸展時，腰部往左伸展；雙手往左邊伸展時，腰部則往右邊伸展。一邊伸展一邊搖擺。

STEP 5 側腹伸展 1

舉起雙手互相握住，使手掌朝天。配合音樂，讓腰部隨意地左右搖擺，盡情地伸展側腹。

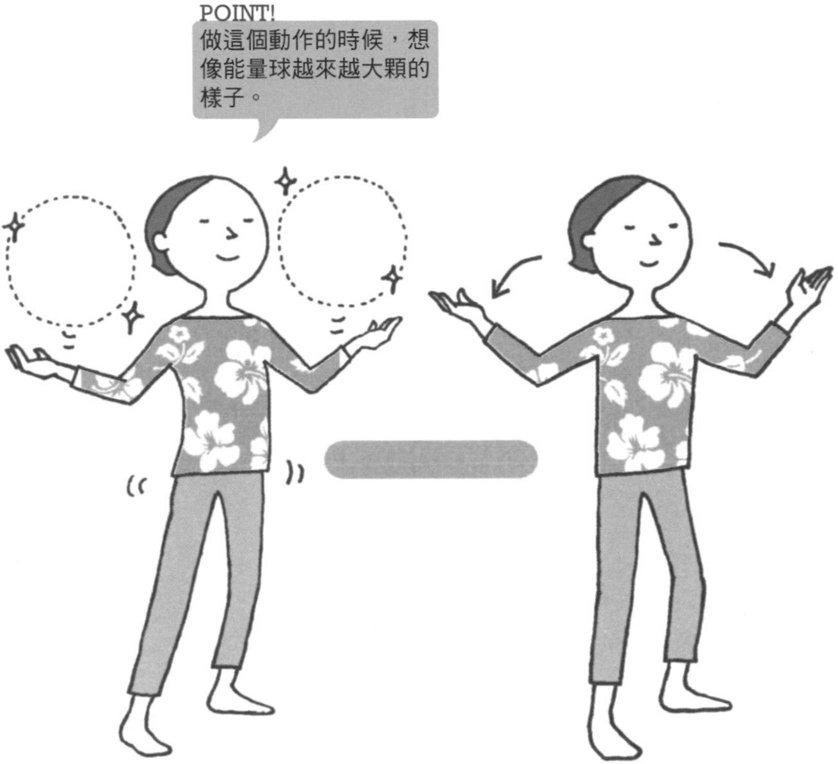

STEP 6 光的能量球

雙手放鬆，慢慢讓手肘下降。當手肘下降到腰部附近的時候，想像雙手手臂上各形成一個很大的光能量球，然後抬起雙手，像是放煙火一樣把能量球碰、碰地打上去，就這樣持續上下擺動雙手。做這些動作的同時也別忘了讓腰部左右隨意擺動。

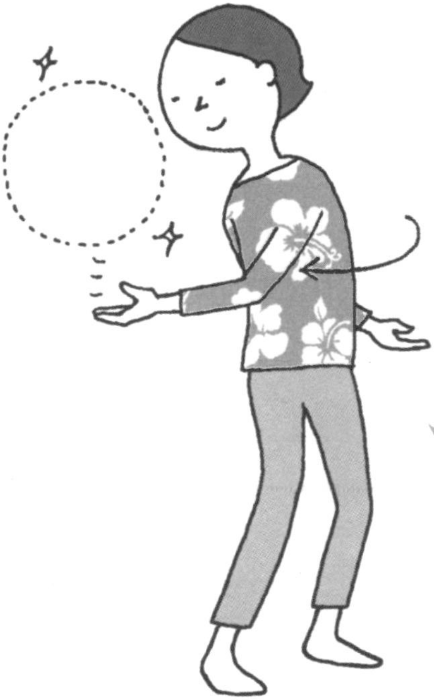

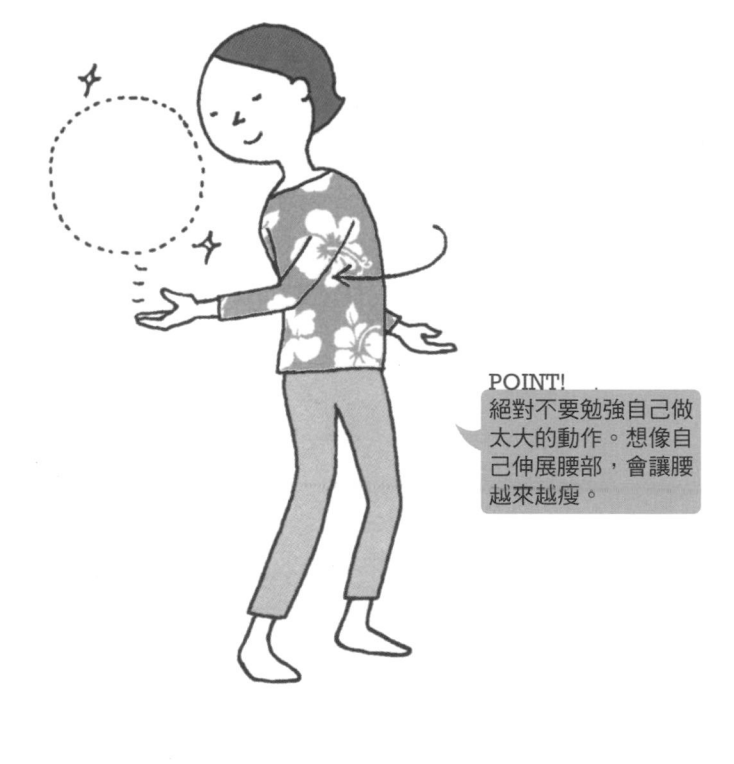

POINT!
絕對不要勉強自己做太大的動作。想像自己伸展腰部，會讓腰越來越瘦。

STEP 7 扭腰

一邊將光的能量球往上打，一邊左右交互扭動上半身。共扭十次。前五次慢慢增加扭動幅度，後五次則慢慢減小扭動幅度。

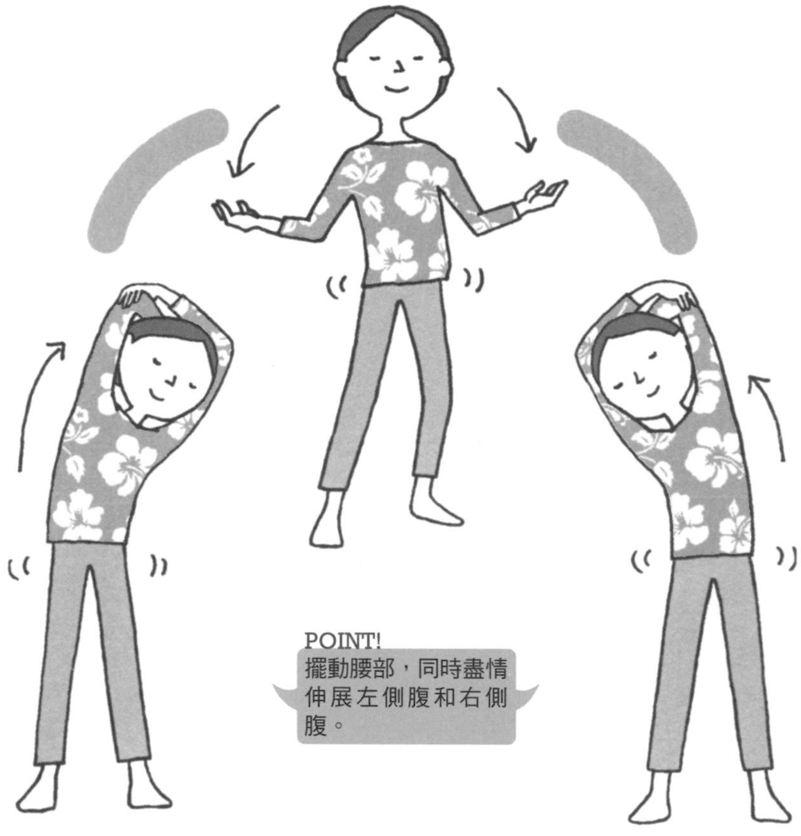
POINT!
擺動腰部，同時盡情伸展左側腹和右側腹。

STEP 8 側腹伸展 2

雙手抬起於腰側，再慢慢抬高至頭頂，用右手抓住左手手肘，輕輕往下壓五次。鬆開雙手，回到腰側位置。再次抬高雙手，改用左手抓住右手手肘，輕輕往下壓五次。做這些動作的同時左右隨意擺動腰部。

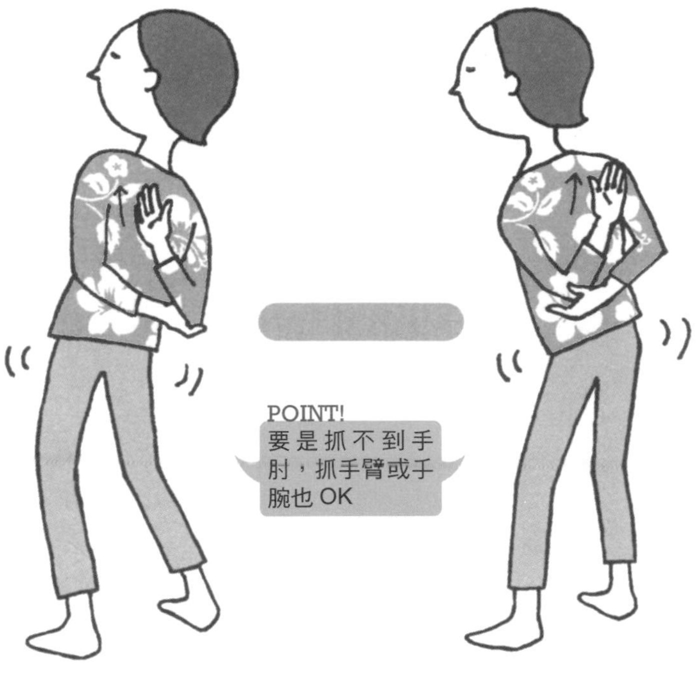
POINT!
要是抓不到手肘，抓手臂或手腕也 OK

STEP 9 肩膀向後伸展

雙手繞到背後，右手從下方抓住左手手肘，左右擺動腰部，將左手手指往頭部的方向伸展五次。接著換手，左手從下方抓住右手手肘，同樣左右擺動腰部，將右手手指往頭部的方向伸展五次。

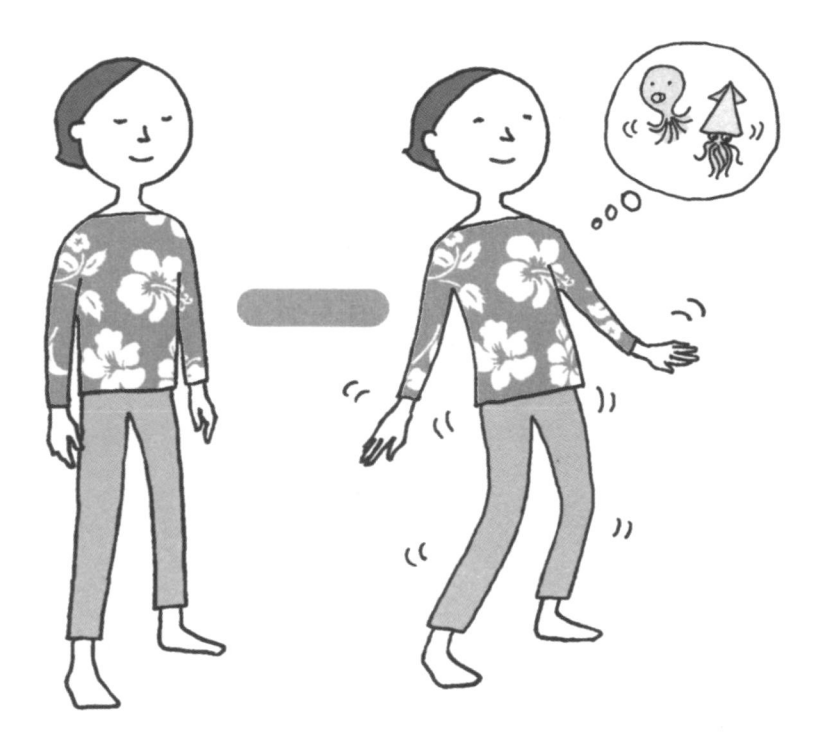

STEP 10 扭來扭去 2

放鬆雙手，使手自然放下。腳的位置不變，自然彎曲膝蓋，放鬆全身，使身體配合音樂隨意扭來扭去。然後慢慢停止身體的動作，好好感覺身體的細微變化。

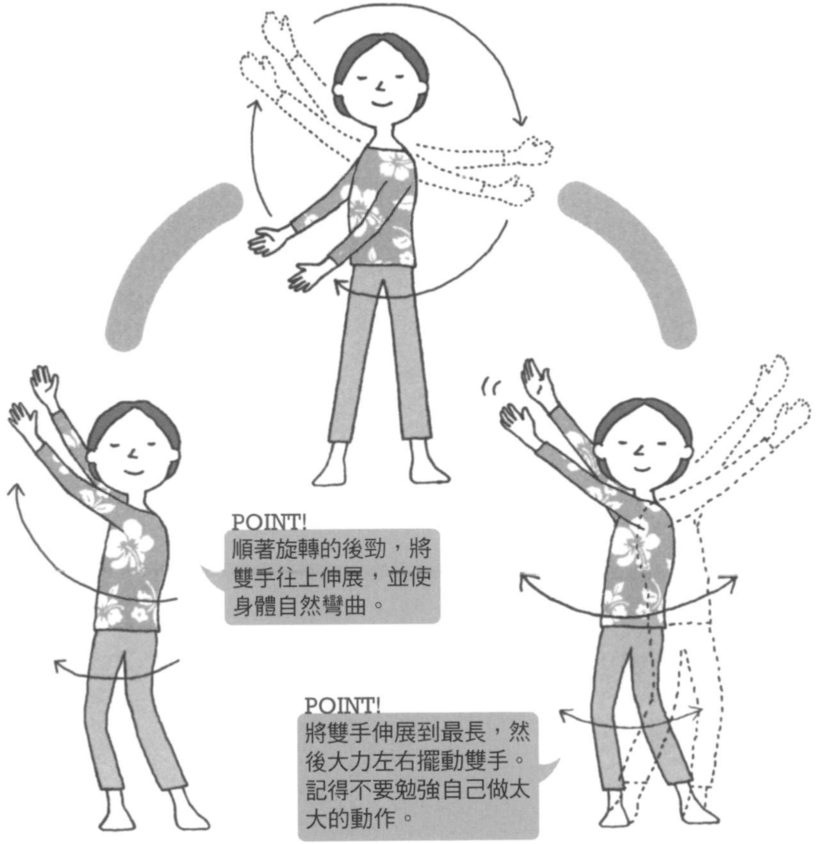
POINT!
順著旋轉的後勁，將雙手往上伸展，並使身體自然彎曲。
POINT!
將雙手伸展到最長，然後大力左右擺動雙手。記得不要勉強自己做太大的動作。

STEP 11 雙臂擺動、繞圈

盡可能將雙手伸展到最長，然後在身體前方大幅度左右擺動五次。接著雙手一起繞一個大圈，再往反方向繞一個大圈，交互各繞五圈。

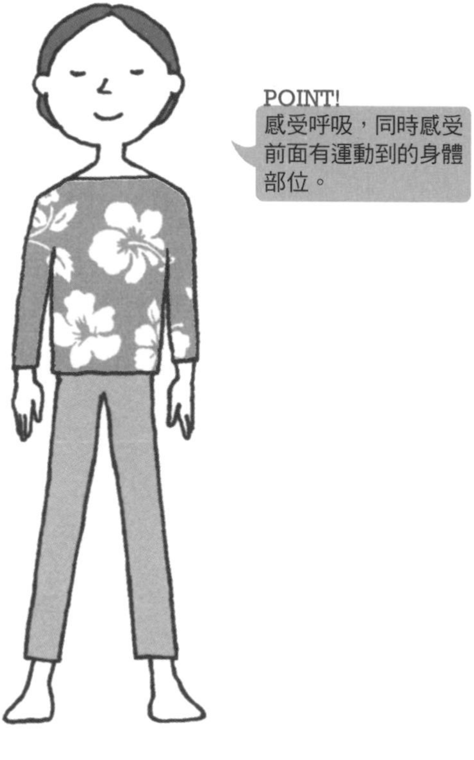
POINT!
感受呼吸，同時感受前面有運動到的身體部位。

STEP 12 緩和

慢慢縮小動作幅度，直到身體動作停止，仔細感受運動前後的身體細微變化。

享受每天早晨的不同變化「丹田呼吸法變奏曲」

接下來要介紹的是丹田呼吸法的五種變化。

每個人的身體狀態各有不同，所以感覺呼吸的方式也各有差異。

若想讓丹田呼吸法更為有趣，提升效果，可以試著在每天早上依照當天的心情與身體狀況，做做看各種不同版本的丹田呼吸法。**「今天早上就決定是這個了！」**讓您每天都有不同變化的興奮感。

「這種做法可以讓吐氣變得比較簡單」、**「這種做法比較好玩」**、**「這種做法比較舒服」**若能帶給您這些感受，就更好了。

吐氣時發出聲音！

丹田呼吸法變奏曲 1

數息呼吸法

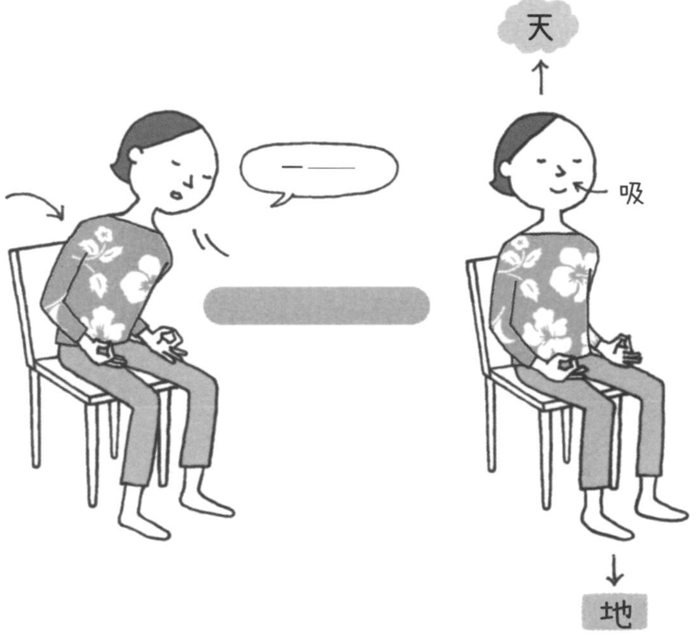

STEP 1 基本姿勢

張開雙腳與肩同寬，想像腳掌緊貼大地、頭部往天空延伸，拉直背部，坐在椅子上。閉上眼睛，將拇指與食指結成環，放在大腿上，自然而然地從鼻子吸氣。

STEP 2 呼吸

吐氣時計算次數並發出聲音「一」，在拉長聲音的同時，使腹部往內凹陷，慢慢吐氣，並將身體慢慢往前傾。在不至於感到痛苦的範圍內拉長吐氣時間，吐完氣後再用鼻子吸氣，同時讓身體慢慢坐起來。接著再發出聲音「二」，重複同樣的動作，總共做十次。

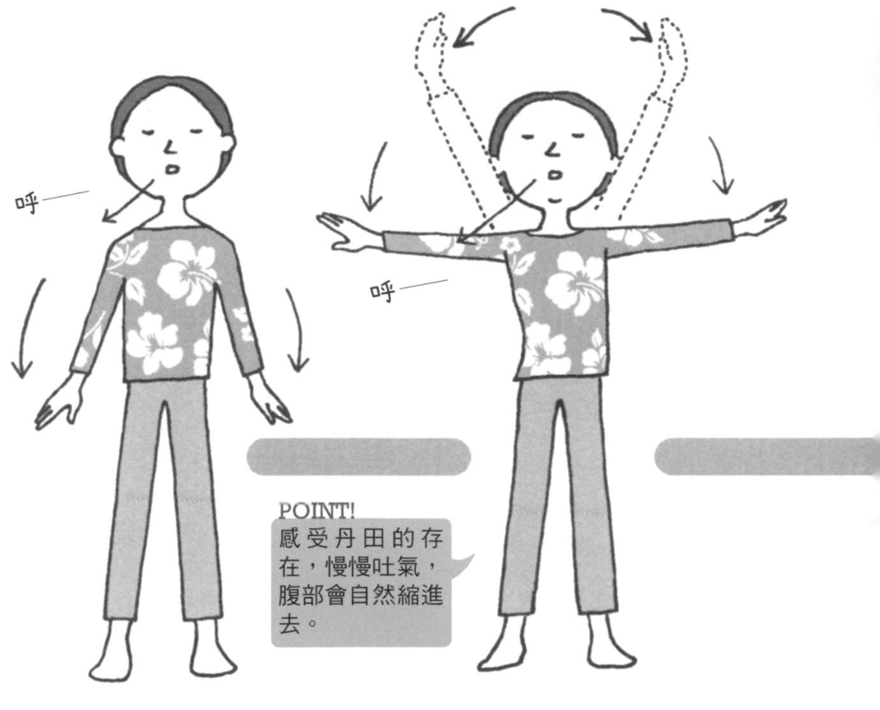
呼
呼
POINT!
感受丹田的存在，慢慢吐氣，腹部會自然縮進去。

STEP 2 吐氣

鬆開合十的雙手，心中默數 1 到 10，從嘴巴吐氣。同時保持手臂伸直的樣子，讓手往左右兩邊放下。重複 STEP 1 至 STEP 2 的步驟，共做十組。

在吐盡空氣時縮起腹部！

丹田呼吸法變奏曲 4
排盡空氣呼吸法

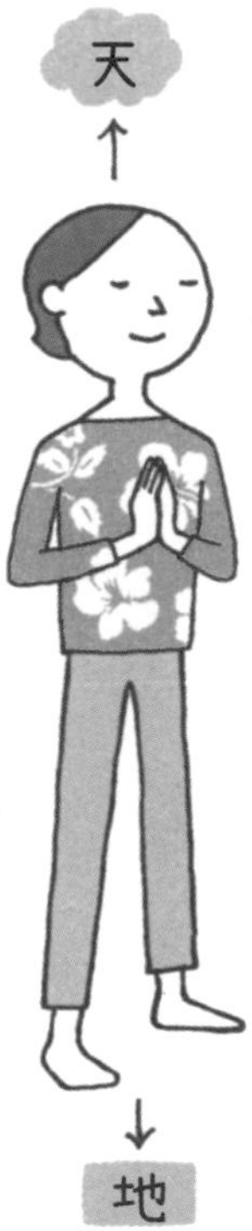

STEP 1 基本姿勢

張開雙腳與肩同寬，想像腳掌緊貼大地、頭部往天空延伸，身體站直，雙手合十於胸前。

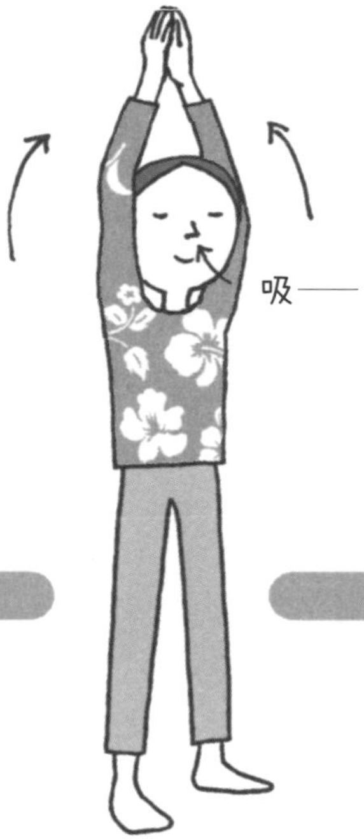

STEP 2 吸氣

心中默數 1 到 5，一邊用鼻子吸氣，同時將合十的雙手往上方延伸。

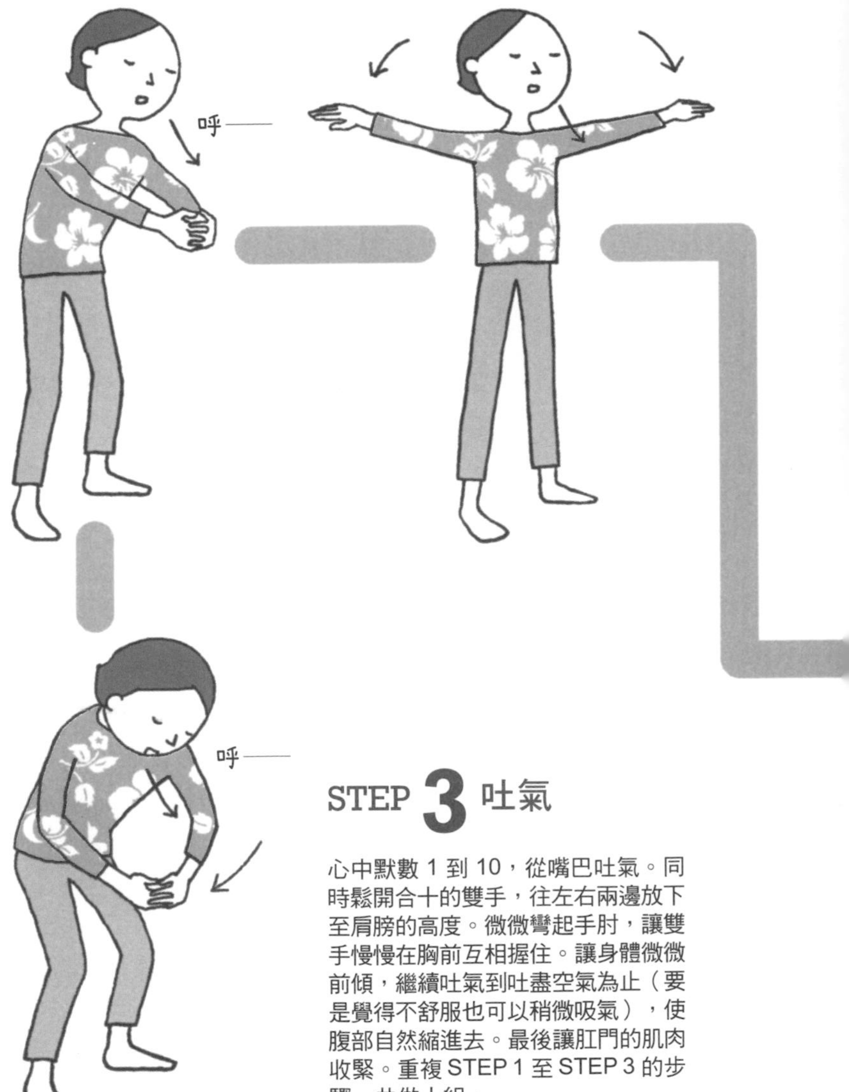

STEP 3 吐氣

心中默數 1 到 10，從嘴巴吐氣。同時鬆開合十的雙手，往左右兩邊放下至肩膀的高度。微微彎起手肘，讓雙手慢慢在胸前互相握住。讓身體微微前傾，繼續吐氣到吐盡空氣為止（要是覺得不舒服也可以稍微吸氣），使腹部自然縮進去。最後讓肛門的肌肉收緊。重複 STEP 1 至 STEP 3 的步驟，共做十組。

丹田呼吸法變奏曲 5
天地人呼吸法

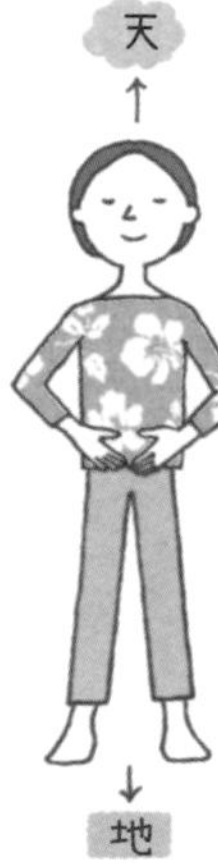

STEP 1 基本姿勢

張開雙腳與肩同寬，想像腳掌緊貼大地、頭部往天空延伸，身體站直，將雙手放在丹田上。

STEP 2 釋放能量呼吸

掌心朝上，雙手指尖輕輕相碰，慢慢升起手掌至胸部的高度，同時慢慢吸進空氣。保持雙手指尖相碰的狀態，將兩手慢慢下降至原處。然後放鬆膝蓋、吐氣，想像自己放出能量，回歸大地的樣子，將雙手往外分開。

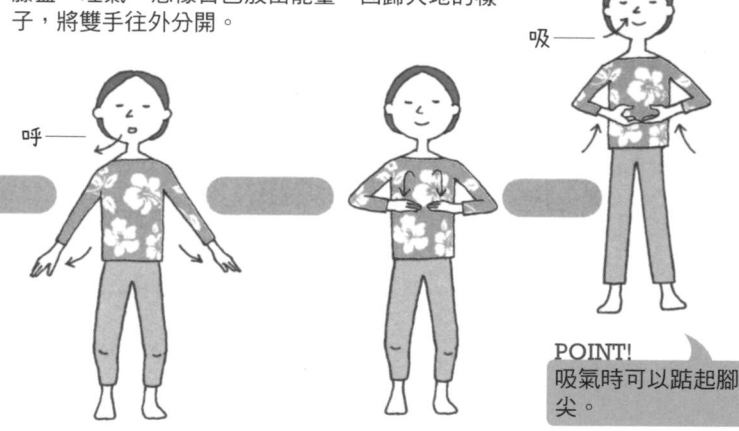

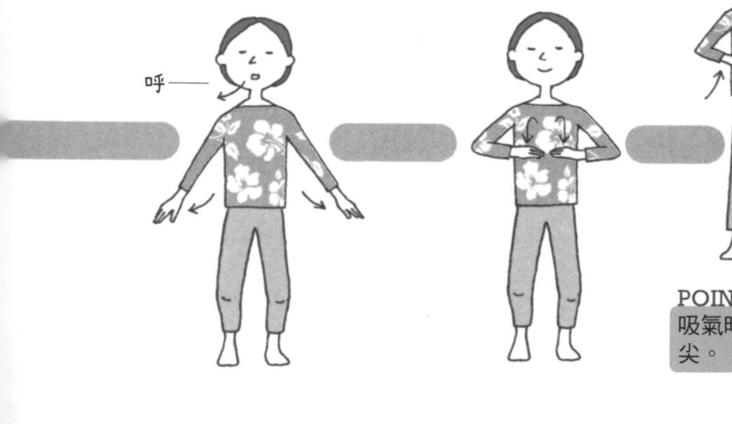

STEP 3 節約能量呼吸

一邊從鼻子吸氣，一邊想像從腳掌吸收來自大地的能量，將雙手慢慢靠近身體中心，並伸展膝蓋。重複STEP 2至STEP 3 的步驟兩、三次。

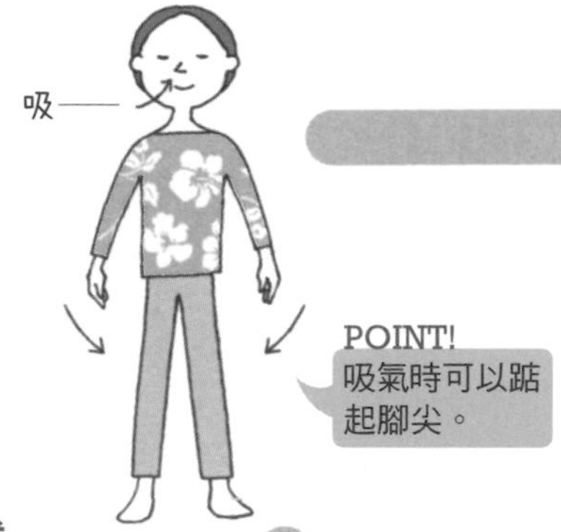

STEP 4 光的能量球呼吸

將手放在胸前，手掌向下，想像有光的能量球在手中。一邊從嘴巴緩慢吐氣，一邊雙手下降，最後降至丹田的位置。

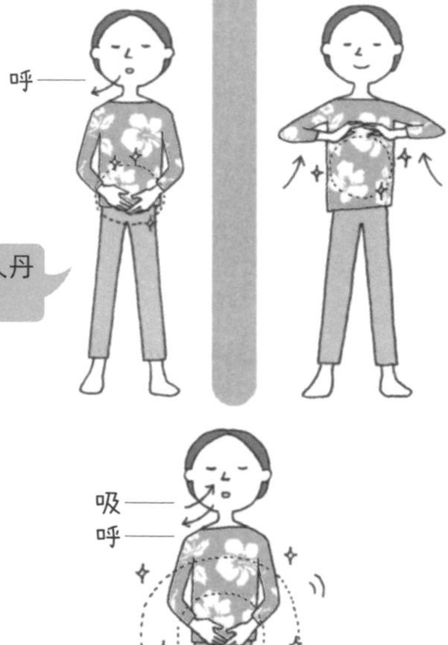
POINT!
想像能量進入丹田的樣子。

STEP 5 深呼吸

保持這個姿勢，想像閃閃發亮的光能量球從丹田擴散至全身，再從身體擴散至周圍的空間。同時慢慢做幾次深呼吸。

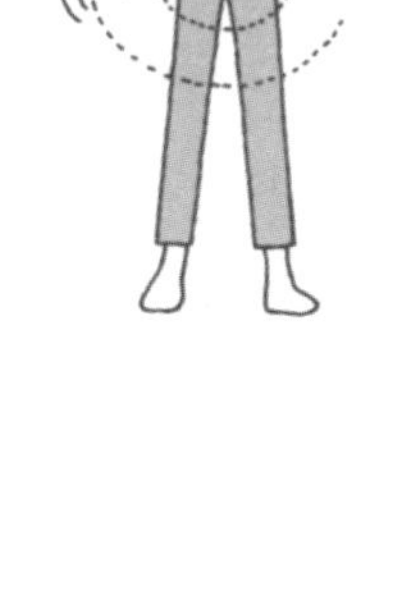

進階版「呼吸法伸展操」提升效果

在我的教室內所教授的丹田呼吸療法中，還有一種進階版，是結合15秒丹田呼吸法與伸展運動的「呼吸法伸展操」。

煩人的肩膀痠痛、膝痛、想要瘦腰、想要減肥……。為了回應學員們各式各樣的煩惱與要求，丹田呼吸法的變化也在陸續增加中。「呼吸法伸展操」是讓所有動作都與「一邊吸氣一邊數到5，一邊吐氣一邊數到10」，也就是「基本的15秒丹田呼吸法」互相配合的伸展操。

「想提升身體的柔軟度，減少身體的疼痛，提高丹田呼吸法的效果」、「想增強體力，過著更健康的生活」、「想讓自己更有活力、充滿能量」——為了回應這些期望，以下讓我們來介紹幾種呼吸法伸展操。

減緩腰痛

抬頭、抬腿伸展操

※要是腰痛很嚴重，或者頸椎有傷，請特別注意，不要勉強自己做太大的動作。

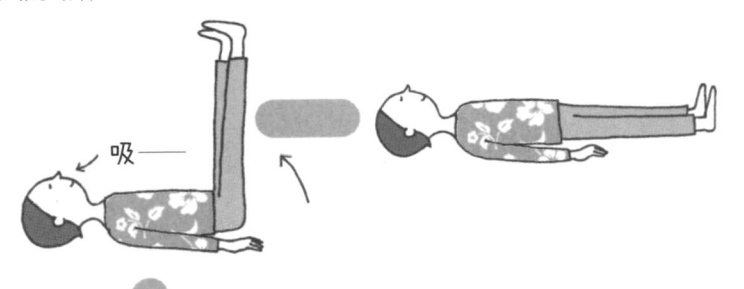

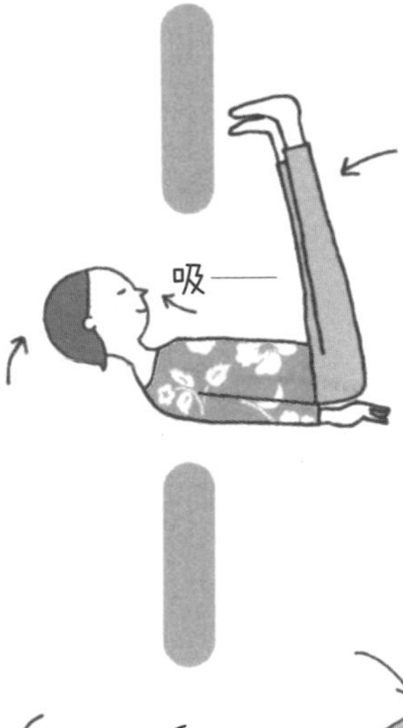

STEP 1 呼吸法伸展操

將身體伸直仰躺。吸氣，心中默數 1 到 5，同時抬起雙腳（在不會痛的範圍內）。換氣一次後，再一邊吸氣，一邊把腳往頭部的方向拉，如果脖子不會痛，也可以試著抬起頭。

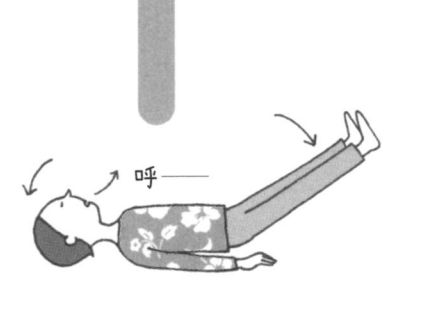

STEP 2 重複動作

一邊從 1 數到 10，一邊從嘴巴吐氣，同時慢慢將頭和雙腳放下至地板。重複 STEP 1 至 STEP 2 的步驟，做十組。

減緩腰痛、膝痛、瘦腰、減輕四肢冰冷情形

擁抱陽光伸展操

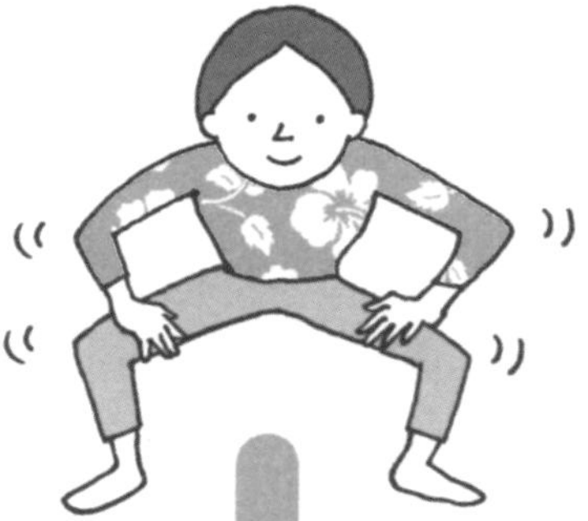

STEP 1 準備運動 1

雙腳張開，腳尖朝外，膝蓋的位置不可超過腳趾。手放在大腿上，往下蹲，身體前傾，使屁股往後翹起。保持這個姿勢上下搖動。

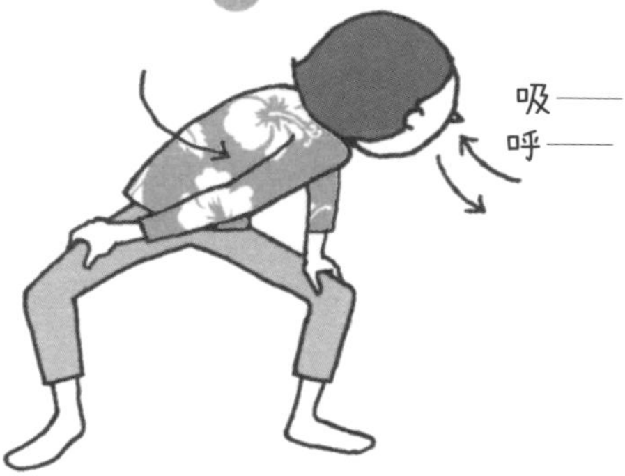

STEP 2 準備運動 2

將手虎口朝外撐在大腿上，用鼻子吸氣，同時心中默數 1 到 5。接著用嘴巴吐氣，再默數 1 到 10，並將一邊的肩膀慢慢移至身體中心位置，使頭轉向後方。然後在心中默數 1 到 5 並吸氣，同時將身體轉回來。左右交互做這個動作，重複十次。

STEP 3 呼吸法伸展操

張開雙腳與肩同寬，想像腳掌緊貼大地、頭部往天空延伸，身體站直。閉上眼睛，舉起雙手，將手肘微微彎起，使雙手在胸前互相握住，想像抱住太陽的樣子。心中默數 1 到 5，同時用鼻子吸氣。再於心中默數 1 到 10，從口中緩緩吐氣，慢慢往下蹲，但保持背部打直。接著在心中默數 1 到 5，從鼻子吸氣，並慢慢站起來。重複這個動作十次。

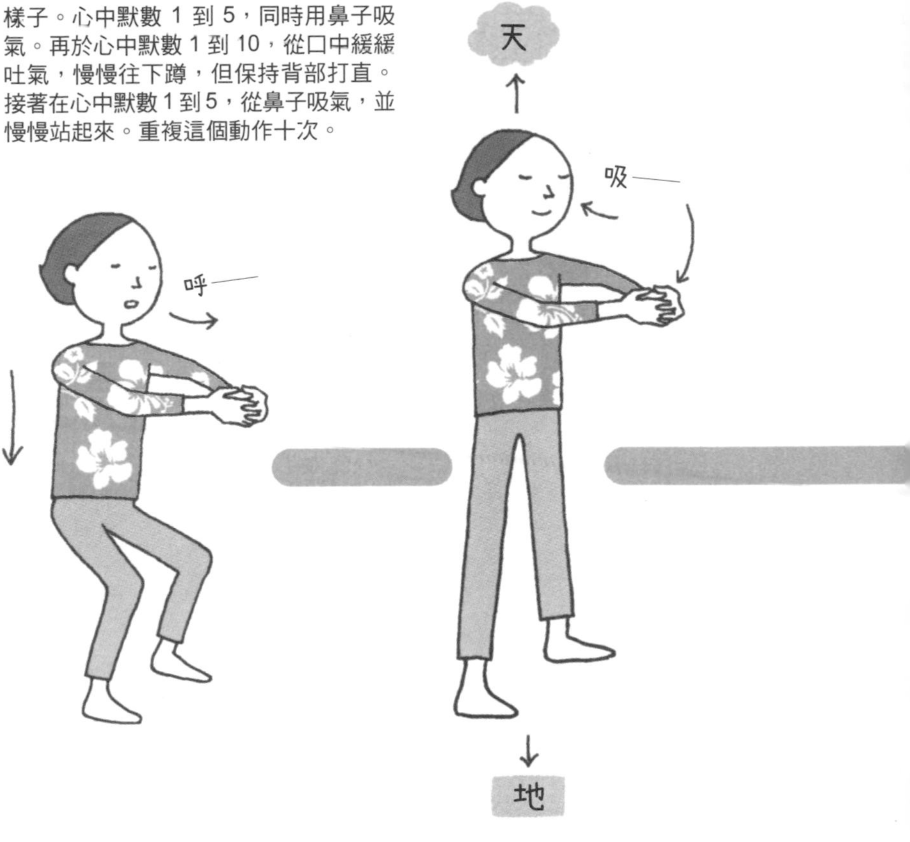

減緩肩膀痠痛、瘦腰

合掌、扭腰伸展操

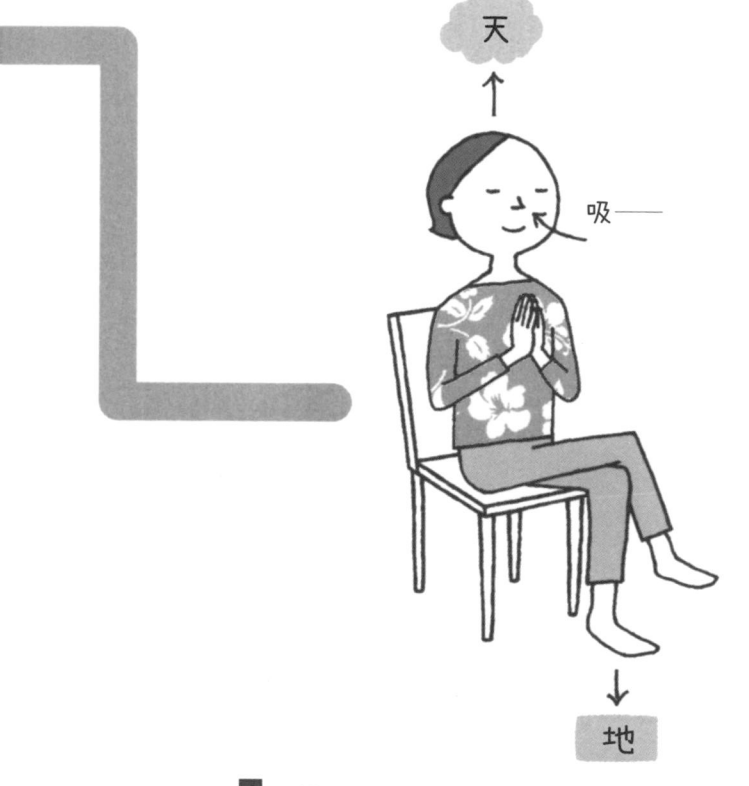

STEP 1 基本姿勢～吸氣

張開雙腳與肩同寬，想像腳掌緊貼大地、頭部往天空延伸，背部打直，坐在椅子上。將一隻腳放在另一隻腳上，雙手合十。心中默數 1 到 5，並用鼻子吸氣。

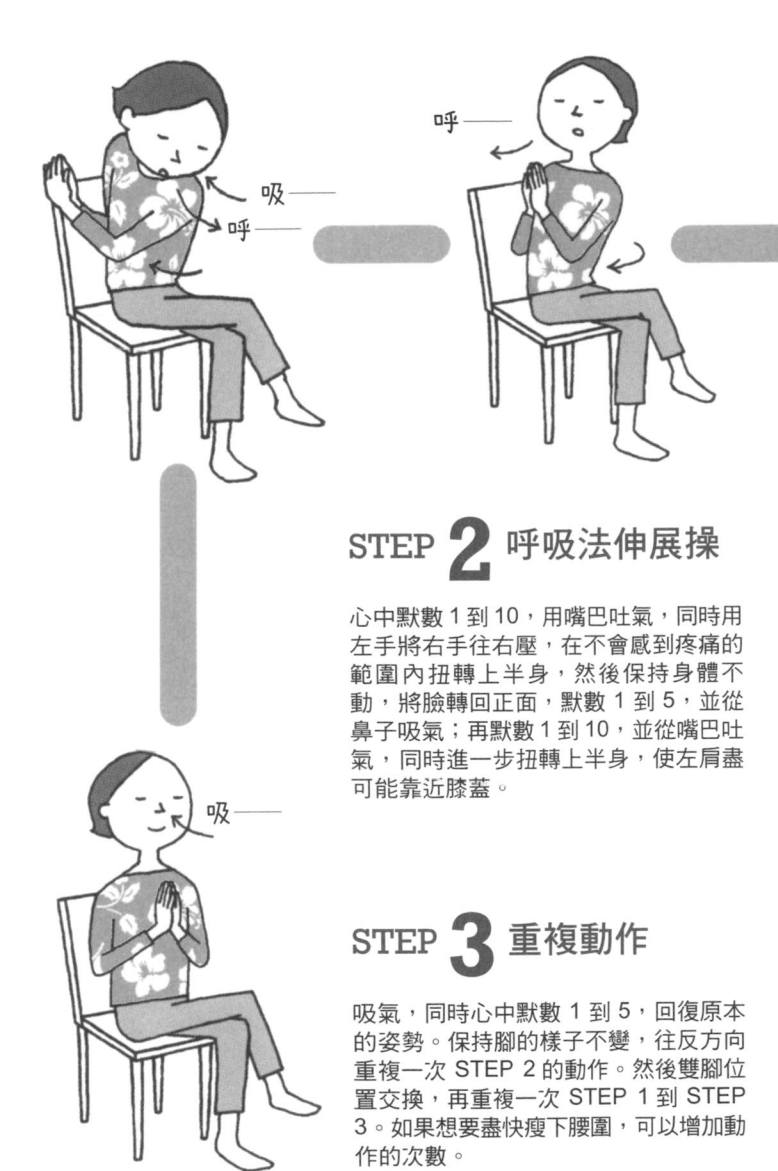

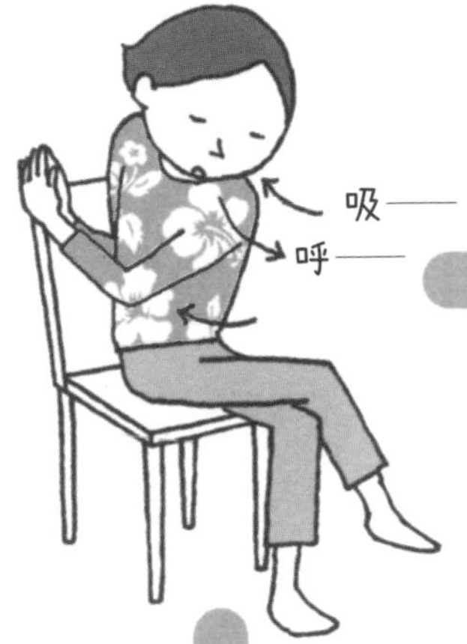

STEP 2 呼吸法伸展操

心中默數 1 到 10，用嘴巴吐氣，同時用左手將右手往右壓，在不會感到疼痛的範圍內扭轉上半身，然後保持身體不動，將臉轉回正面，默數 1 到 5，並從鼻子吸氣；再默數 1 到 10，並從嘴巴吐氣，同時進一步扭轉上半身，使左肩盡可能靠近膝蓋。

STEP 3 重複動作

吸氣，同時心中默數 1 到 5，回復原本的姿勢。保持腳的樣子不變，往反方向重複一次 STEP 2 的動作。然後雙腳位置交換，再重複一次 STEP 1 到 STEP 3。如果想要盡快瘦下腰圍，可以增加動作的次數。

瘦腰

端盤子伸展操

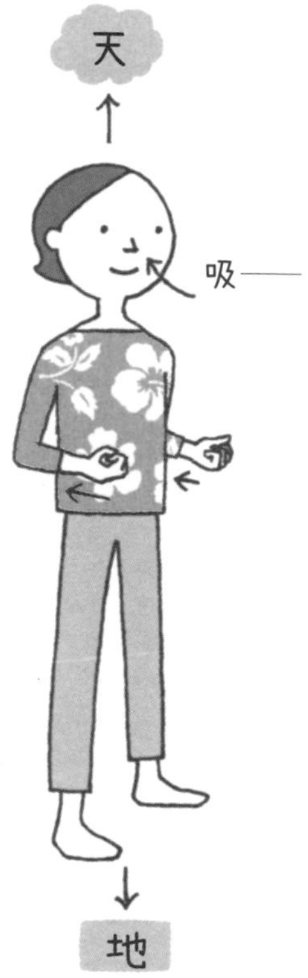

STEP 1 基本姿勢～吸氣

張開雙腳與肩同寬，想像腳掌緊貼大地、頭部往天空延伸，身體站直。手肘呈直角彎曲，橫向伸出下手臂，兩手輕輕握拳。一邊在心中默數 1 到 5，一邊從鼻子吸氣，同時將兩手肘慢慢往後拉。

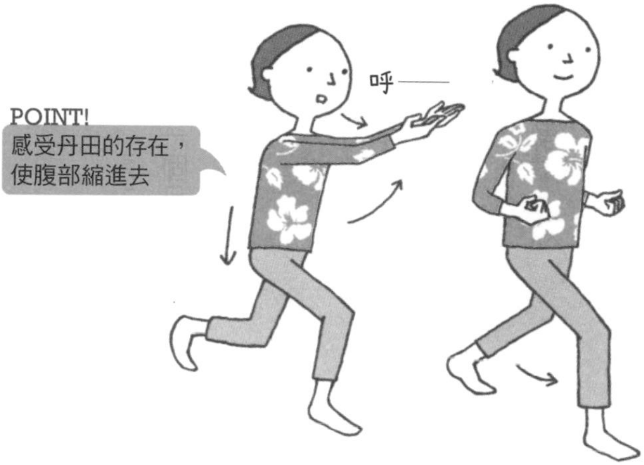
呼——
POINT!
感受丹田的存在，
使腹部縮進去

STEP 2 呼吸法伸展操

在不勉強自己的範圍內，大步跨出右腳，一邊在心中默數 1 到 10，一邊從嘴巴吐氣。慢慢往下蹲（馬步蹲），同時將手往遠處伸展。

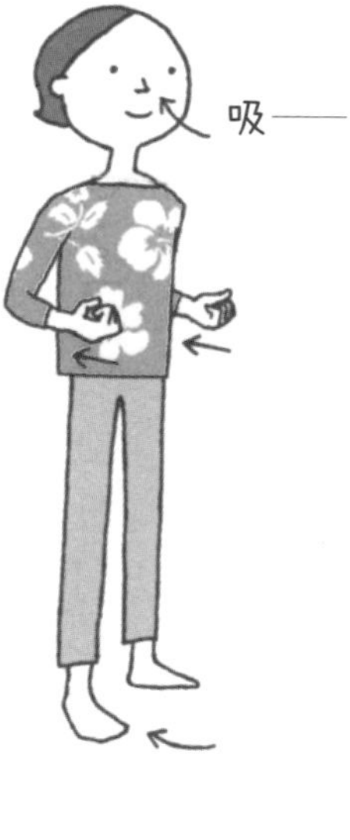
吸——

STEP 3 重複動作

雙手重新握拳，一邊在心中默數 1 到 5，一邊從鼻子吸氣，同時將右腳收回原處，並將手肘慢慢往後拉。接著大步跨出左腳，重複一遍與 STEP 2 相同的動作。左右交替各做五組動作。

瘦腰、減輕漏尿情形

交叉腳伸展操

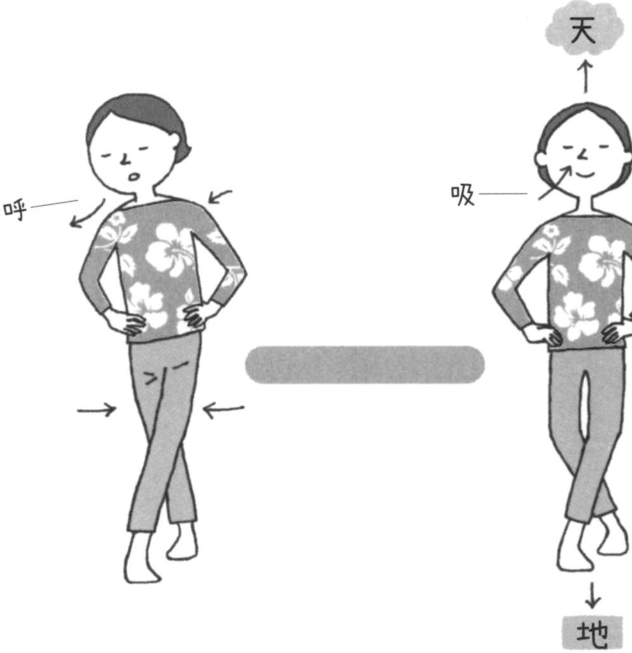

STEP 1 基本姿勢～吸氣

張開雙腳與肩同寬，想像腳掌緊貼大地、頭部往天空延伸，身體站直。右腳跨到左腳後方，形成交叉步。雙手叉腰，在心中默數 1 到 5，同時用鼻子吸氣。

STEP 2 呼吸法伸展操

在心中默數 1 到 10，同時從嘴巴吐氣，並讓身體微微前傾，使腹部往內縮。收緊肛門，想像大腿、腹部、胸部等部位被稍稍提起的樣子，並將雙膝往內靠緊。重複STEP 1 至STEP 2 的動作五次。交換雙腳位置，再做五次。

調整軀幹的姿勢「三個踏步和週期擺動」

本節介紹「三個踏步和週期擺動」，若加入「丹田草裙舞」，可以改善身體姿勢。這個動作可以改善血流狀況，讓身體變得更溫暖，也有讓髖關節變得更柔軟的功效。**對抗寒冷的早晨，或者預防、改善腰痛、膝痛，強化下半身肌肉、減肥，推薦您多利用這些動作。**

另外，做此動作時，只會用一隻腳平衡身體，故有助於強化身體軀幹與下半身的肌肉，並可預防老年人跌倒。請搭配夏威夷式音樂的節奏（例：南海姑娘、淚光閃閃等），一起愉快地跳起舞步吧。

調整軀幹姿勢！

三個踏步和週期擺動

※如果覺得站不穩，也可以輕輕扶著椅子或桌子做這些動作

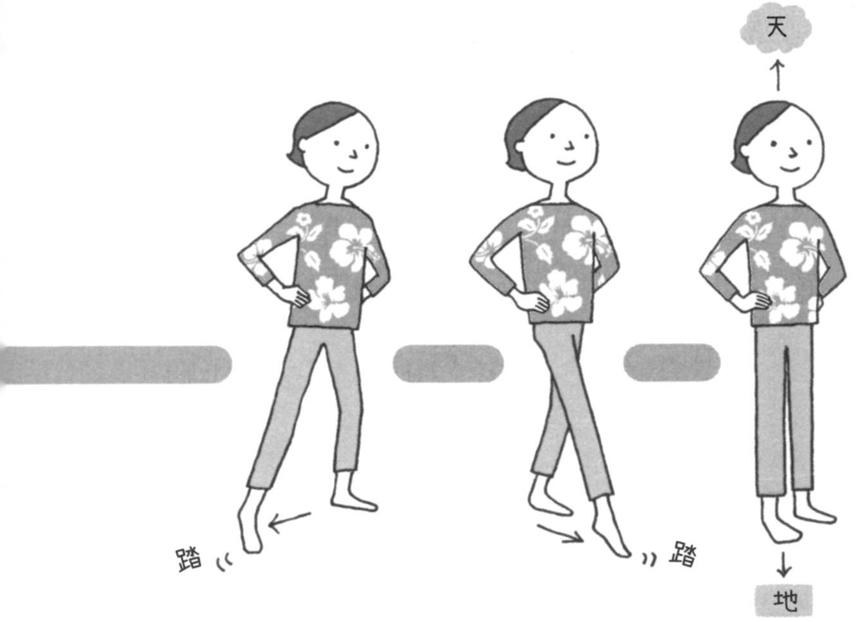

STEP 1 基本姿勢

想像腳掌緊貼大地、頭部往天空延伸，身體站直，雙手叉腰。

STEP 2 三個踏步

重心放在左腳，右腳腳尖往前踏步、往右踏步，再像左頁圖般大步往後踏，然後恢復原本的姿勢（要是膝蓋會痛，就不要勉強自己做這些動作）。重複這個動作五～十次。換腳。

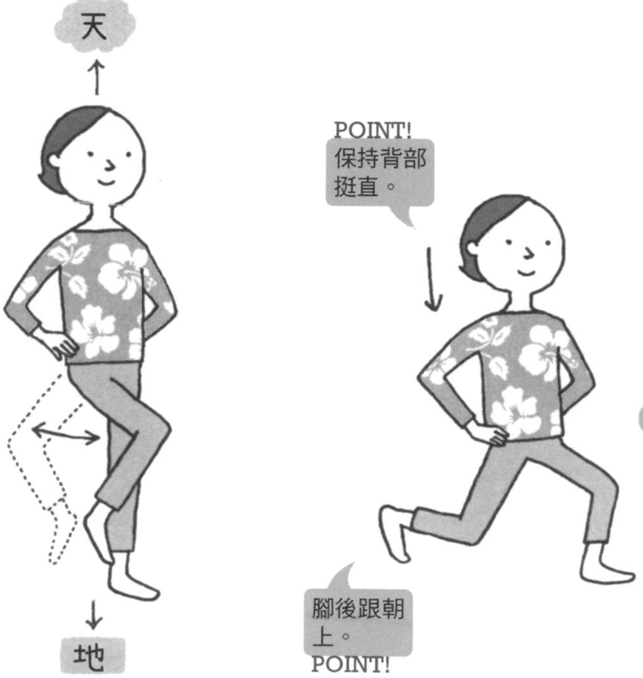
天
地
POINT!
保持背部挺直。
腳後跟朝上。
POINT!

STEP 3 韻律

再次想像腳掌緊貼大地、頭部往天空延伸，身體站直。單腳微彎，在10～15秒內，快速重複膝蓋「向外張開→闔起」的動作。接著換腳做同樣的動作。

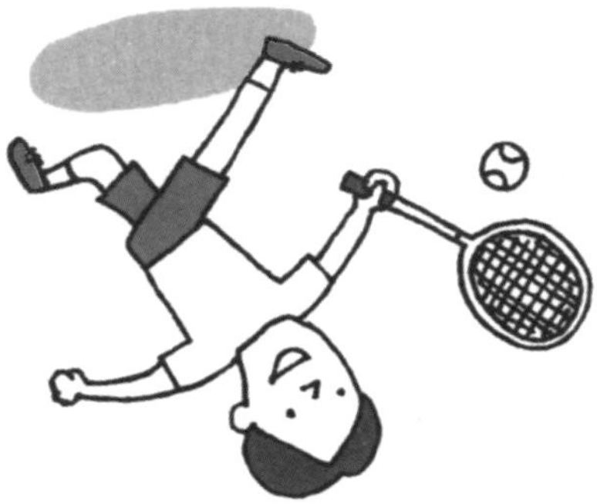

第5章

腹式呼吸法，啓動正念療癒力

——身體、心靈、人生都跟著改變

自己的身體，自己救

在我快四十歲的時候，曾經因為開車被追撞而頸部挫傷。現在想起來，這正是讓我的人生產生巨大改變的關鍵事件。

意外發生後，我在醫院做X光檢查，醫生告訴我「沒有大礙」。

但數天以後，早晨起床都會覺得頸部有劇烈疼痛。當我終於忍過疼痛，奮力從床上爬起時，卻總是感覺「頭怎麼重重的？」非常不適，連要保持頭部姿勢端正都很困難。

為了治療頸部挫傷，我求診於一位脊髓名醫，但看了三、四個月左右，醫生對我說「您的脖子最多就是這樣，不會再更好了」。

後來，掛在脖子上的護頸成為我的生活必需品。如果拿掉護頸，脖子就會直接承受頭部的重量，狀況會變得更糟。每次我戴著護頸買東西，周圍的人會一直盯著我看，直到現在我仍忘不了那種感覺。

於是，這位脊髓名醫給了我兩個建議。

第一個建議是「儘快忘記加害者」，另一個建議則是「我會教你一些鍛鍊肩胛骨周圍和頸部肌肉的體操，請你每天練習」。

第一個建議應該是要我放下對加害者心懷怨恨，這樣才能從那個人帶給我的痛苦中走出來的意思吧。

頸部痛得受不了，連抱起還是小孩的兒子都很困難，也沒辦法好好握住菜刀，更別說當時我還在當老師，工作像山一樣多……。

就我而言，並沒有想要怨恨加害者的意思。

不過，因為實在痛得受不了，不知不覺開始懷疑「為什麼我會碰上這種事呢？」

進而對於加害者產生怨念。或許就是因為這種想法，才讓我的身體越來越疼痛吧。當我慢慢平復心情，讓這種像恨意一般的想法消失，我的頸部疼痛也開始慢慢緩解。

然而對我來說，病情最大的轉機是這位醫生教我的體操。

「要是不鍛鍊連接肩胛骨與頸部的肌肉，就沒辦法好好支撐頭部。」

醫生這麼說，教了我一些簡單的肩部運動體操。

這時我才第一次注意到「**自己的身體，靠自己恢復**」這件事。

以這件事為契機，我開始學習和身體有關的知識，以及保養身體的方法。我就是在這個時候與呼吸療法相遇。

在這之後，我不只學習呼吸療法，也開始學習內觀呼吸法等各種保養身體的方法，並從頭開始學習統合醫療。我讀了大量的相關書籍，參加了許多場演講。

在這段期間內，我從原本就在練習的丹田呼吸法，以及夏威夷草裙舞中獲得靈感，設計了一套原創的「15秒丹田呼吸法」。

自從我開始練習這種新的方法，原本相當嚴重的疼痛與疲勞感皆減緩了許多，也變得比較不容易感冒，之後甚至連近視都好了許多，老花眼也不再惡化。因為視力比以前好了許多，所以不得不重新配一副度數比較小的眼鏡。或許是因為呼吸療法讓我的肩膀痠痛舒緩許多，也讓眼睛周圍的血流狀況變好的關係吧。

感受到丹田呼吸法的強大效果，我開始教其他人這套「15秒丹田呼吸法」。一開始是學校的學生，接著是附近的鄰居還有一起做志工的朋友們。

沒過多久，便陸續傳出了各種好消息。原本像我一樣有各種疼痛或不適狀況的人們，在用了這種方法之後，症狀一個接著一個獲得改善。也有不少人說「原本很消沉的自己，變得更積極了」。

於是在周圍人們的推薦之下，我辭去教職的工作，開設呼吸療法的教室，這是二〇一一年的事。

「15秒丹田呼吸法」原本只是為了治療我自己的身體，而自行設計的方法。後來，這種方法卻幫助了許多人，改善了他們的身體不適感和心理上的不安。我覺得這應該不是單純的偶然，而是有一個看不見的力量促成了這個緣份。

心靈與身體經過洗滌，直覺更加敏銳

持續進行「15秒丹田呼吸法」，除了外在功效，還能讓自己的內在煥然一新。

曾有個學員和我說，當他持續進行呼吸法之後，不只身體上的不適消失，**原本看習慣的風景也變得很不一樣**。

我的教室位於日本山形縣的內陸地區。這位學員在前來教室的途中，看到山巒、河川、我家的庭院、各種景色時，他都會一一稱讚「真是美麗啊……」，發自內心覺得感動。

但事實上，從他到教室上課以來，他所看到的景色並沒有任何改變。一直都是同樣的景色。

也就是說，即使以前和現在的自己看到的是相同的景色，但是看事情的角度卻變得不一樣了。除了他以外，也有許多學員有類似的感想。

這是因為在學習丹田呼吸法之後，自己的內在也跟著改變了吧。**讓自己的內在煥然一新，看事情、理解事情的角度，也會跟著改變。**

也因為如此，每天進行丹田呼吸法，會讓人不再那麼情緒化。

有些人過去會因為一點小事就出現憤怒或悲傷的情緒，但自從每天空出一段時間，練習呼吸法，專注於當下，面對自己的內在，就不再受到這些負面情緒的影響。

集中精神在自己的呼吸上，集中精神在「現在、這裡」，就不會執著於過去的感情，而是覺得「嗯，就算了吧」。

不被過去的痛苦所囿限，也不過度憂慮未來的事。像這樣讓自己的內在煥然一新之後，就可以讓自己潛藏已久的感覺甦醒。

讓您的直覺更為敏銳，提升您在身體、心理層面上的感受能力，這種說法應該比較好懂吧。如此一來，不只是周圍的人，就連包含太陽在內的大自然事物，都能感受到它們的意義與價值，並覺得自己的生命因為這些人事物而顯得有聲有色，感謝的心情不禁油然而生。

這個世界上發生的事就像是映照出自己樣子的「鏡子」一樣，讓原本心中的不滿，轉變成對自己的反省，讓自己越來越瞭解自己。就連原本自己討厭的人，都會漸漸把他看做是導正自己想法的關鍵人物，進而對他心懷感恩。

我把這種狀態稱作**「明鏡止水的境界」**。

心中沒有一絲烏雲，身體沒有任何疼痛與疾病。讓身體與心靈就像水面沒有波動、水底沒有汙泥、清澈見底的池塘一樣。

聽起來似乎很不可思議，但事實上這絕對是辦得到的。

因為疼痛、壓力而出現的身心不適，就像是讓意識、感覺蒙上一層雲霧一樣。或者說，身心上的不適會奪走您的氣，讓您察覺不到本來應該要察覺到的東西。

前面提到的學員，在身心的不適狀況消失的同時，開始會為平時看習慣的景色而感動了。

因為至今困擾著自己的身心不適消失，原本籠罩在意識外圍的霧氣也跟著煙消雲散，使自己的感情更為豐富，看到周圍的景色時也會有更豐富的感覺。

身體不適的狀況消失以後，變得更敏銳的感覺並不是只有視覺而已。您將有辦法體會到至今不曾體會到的事物，感覺到至今不曾感覺到的事物……。

或者可以說，**當「心靈之眼」變得清澈澄明時，將能看到更為鮮明、清楚的世界。**

疾病源於氣的失調

我已持續練習「15秒丹田呼吸法」接近二十年，由我自己和學員們的經驗，可以得到一個結論。

這個結論就是**「看待事情的角度、想法、心情，會導致疾病發生」**。我們常聽到「疾病源於氣的失調」這句話，真的是這樣。

不過，這裡所謂的「氣」能影響到的，或許只是小幅度的身體狀態變化。

像是肩膀痠痛、腰痛、膝痛……。

像這種「稱不上是疾病，但會讓身體感到不適」的狀態，會讓心情低落，引起對未來健康的不安。而這種情緒低落感與不安感，會投影到現實中，引發真正的大病。

我認為疾病與氣存在著這種關係。

人們有時會不由自主地「覺得不安，覺得擔心」。我們可以想像，人們會因為目前的身體不適，引起對未來身體健康的不安，使自己陷入負面思考與負面情緒中。

於是，身體上的不適便會越來越嚴重。

如同我們之前所談到的，開始進行「15秒丹田呼吸法」之後，疼痛或其他身體上的不適便會減緩許多，讓人的心情好轉，心態轉趨積極。由於剛從身體不適的狀況中恢復，能更加自由自在地活動，自然心情也會跟著好轉。

我認為，**這種情緒的變化，能為健康、有活力的身體打好基礎，預防身體生重病。**

表情一天天改變

目前在我的教室上課的學員，每次抵達教室，都帶著開朗活潑的表情。

我想這是因為，在做過「15秒丹田呼吸法」之後心情會變得平靜，而且身體上的病痛或不適狀況也能獲得緩解。自然而然的，表情就會變得比較開朗，皮膚也會更為光滑亮麗。**多做幾次15秒丹田呼吸法，會覺得自己更為年輕，也更有活力。**

不管是誰，如果身體出現任何狀況，就算不會成為立即性的大病，也會覺得不安。

「之後會不會越來越嚴重呢？」

「會不會就這樣永遠不會好？」

這些對未來健康狀況的不安，會成為當下的心理陰影。

不過，如果現在就能消除身體上的不適，對於未來的健康狀況的擔憂也會跟著消失。

「感覺自己將來也會一直都很有精神！」這樣的想法可以讓人持續保持好心情與充沛的能量，讓人積極想要走出去，想要出去旅行，想要去認識更有趣的世界。

藉由「15秒丹田呼吸法」舒緩身體上的不適，培養積極的心態，讓自己變得更為主動。這能成為一股推力，一種正面循環。

在這樣的良性循環下，不知不覺中，身體會越來越健康、越來越有精神，對於未來的不安漸漸可以一笑置之。這也是許多學員們的感想。

重新省視每天使用，或者戴在身上的物品

心情與身體可以產生良性循環，瞭解這件事之後，讓我想到，**如果我們平常能多接觸會讓我們的心情變得更開朗的東西，應該可以帶給我們很大的影響。**

舉例來說，在我的教室內，課程開始前，我會請女性學員們挑選織有扶桑花（夏威夷的代表花卉）等繽紛圖案的夏威夷長裙穿著。也會請男性學員們盡可能選擇顏色明亮、花樣繽紛的衣服來上課。

光是這樣，就可以讓大家的表情變得更開朗。在這活潑快樂的氣氛下，學員更能心情愉悅地享受課程。

也請各位試著改變看看平常的服裝或隨身攜帶的物品。帽子、包包等穿戴配件可以換成繪有扶桑花之類，可以提升情緒的顏色或花樣。

若身上穿著明亮的顏色或花樣，會變得更開朗，心情變得更好、更愉快，丹田呼吸法的效果也會更好。請您試著在舒緩身體上的不適的同時，**養成積極的心態，打造不容易生病的身體**。

傳授給別人，自己也會更快樂

在我擔任代表的日本丹田呼吸療法協會中，修畢相關的大師課程之後，就會被認定為丹田呼吸療法治療師，可以開設自己的教室。

每個獲得這個資格的人都異口同聲地說，這是一件相當快樂、相當幸福的事。

一位治療師曾和我說「**當對方感到開心時，自己也能獲得無可取代的喜悅**」。

看到學員親身感受教導別人的快樂，我開始覺得，人類的心中或許原本就寄宿著「利他」的精神，藉由幫助、教導他人得到滿足感，這種精神便會綻放無可取代的喜悅。

這時所產生的感情，**會逐漸加溫我們的心理，讓我們獲得「平靜的愉悅」**。

我有一個學員後來成為丹田呼吸法的老師，他後來也順利讓許多拜他為師的人消除了肩膀痠痛與腰痛等各種身體不適、消除了對健康的不安、功成瘦身，且讓心態變得更為積極正向……。聽到了這樣的消息，我的心情也跟著變得很溫暖愉快。

為了教導別人而將輸入頭腦的內容重新輸出，同時自己會更為理解內容本身，而且八成的教學內容會深深烙印在您的記憶內。

呼吸法也一樣。

將曾經深刻體會到的事物教給別人的同時，對這些事物會有更深一層的理解。如此一來，就更能持續下去，還能**提升自我肯定，讓自己藉由教導別人感受到生活的意義**。

事實上，有很多心理治療師認為「我也可以用這種方式幫助到其他人，讓我覺得很開心，從中感受到了至今未曾感受的喜悅」。

在各位親身體驗過「15秒丹田呼吸法」之後，請您一定要試著教導其他人這種方法。

將學習到的東西教給家人、好友，不僅能得到幫助他人的滿足感與喜悅，對於教的內容也會有更深一層的體會，自己在練習的時候也能更為樂在其中。而練習時越是快樂，便越能持續下去。

然後，您一定也能感受到與我相同的喜悅。

後記

每次呼吸療法的課程結束，學員開朗的笑聲，以及做為背景的夏威夷音樂仍在耳中繚繞。當我沉浸在這樣的餘韻中時，學員的感想、持續練習著呼吸療法的大家所發出的讚嘆、活潑的表情都一一浮現在眼前，讓我感到十分幸福。

不管是誰，在持續練習之後，都可以讓身心變得更健康，獲得更大的幸福。

這就是本書所說的最高呼吸法——「15秒丹田呼吸法」。

在您持續練習這種方法的時候，這些效果也會慢慢超越肉體，顯現在心理層次上。

首先，身體上的疼痛與不適狀況會消失，不容易得到感冒等疾病。

接著心態會轉趨積極正向。

身體改變之後，心態也會跟著改變。

這正是「健全的心靈寓於健全的身體」的最佳寫照。

另外，在持續練習呼吸療法的過程中，身體會變得更為健康，心靈會變得更為豐富，生活會變得更為幸福，對外界的感官也能更為清澈澄明。

舉例來說，若能調和人際關係，便不再為人際關係的煩惱所苦，可以集中精神在眼前的事物（做家事的速度變快，證照考試合格，工作效率也會提升等等）。

讓身心澄明，進入「明鏡止水」的狀態，看到任何周圍的事物都會覺得「這實在太棒了」，進而心生感謝。心中不再一直想著過去或未來，而是專注在自己的「現在、這裡」，在這樣的感受下享受生活。

當您藉由呼吸療法，從身體不適的狀況中恢復，並透過身心的變化，獲得真正的健康時，便能成為「理想中的自己」，「用最適合自己的方式，活出自己的精彩」。

另外，有一種說法認為，人類本來就有著「利他基因」。當我們持續進行利他行動時，會開啟這個基因，發揮我們的潛在能力。

當我們把呼吸療法教給其他人的時候，不僅會覺得高興，也會感覺到自身的變化。知道自己能夠帶給他人快樂，便會開始感受到何謂平靜的愉悅。真正的豐滿與幸福，將會來到您的身邊。

只是將平常於無意識中進行的每天兩萬次呼吸，轉變成一邊感受丹田的存在、一邊呼吸，就可以讓身體、心靈甚至是人生，產生如此的變化，往理想中的自己邁進。這是我過去設計丹田呼吸法的時候所沒想到的事。

在我實際感受到這樣的效果之後，就想讓更多人知道這件事，讓他們能應用在自己的人生中，所以我寫下了這本書。誠摯的希望「15秒丹田呼吸法」能成為許多人的習慣，讓大家所處的社會，都能成為一個健康長壽的社會。

養成良好的晨間新習慣，讓未來變得一片燦爛！

本書得以出版，需要感謝各位朋友，以及擔任監修，給我許多意見的川嶋朗醫生，還有許多給予我各種指導、幫助的人們，在此表示我深厚的謝意。

寫於擁有美麗大自然的山形之地　藤麻美子

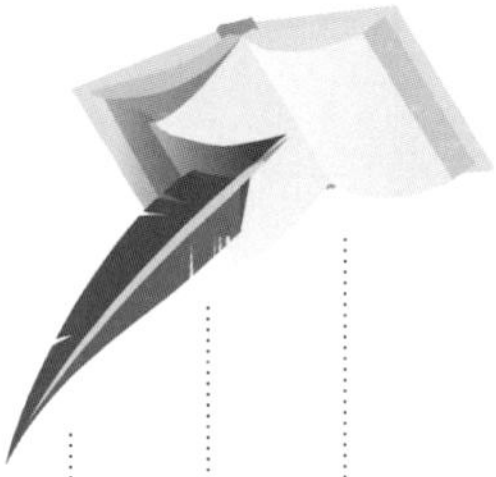

Note

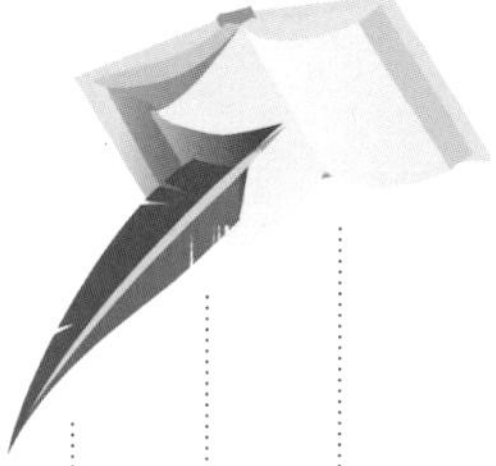

國家圖書館出版品預行編目（CIP）資料

最高呼吸法：每天 3 分鐘讓身體活氧循環,啟動正念療癒力 / 藤麻美子著；陳朕疆譯. -- 初版. -- 新北市：世茂, 2019.08
面； 公分. --（生活健康；B468）
ISBN 978-957-8799-84-4（平裝）
1.呼吸法 2.健康法

411.12 108008679

生活健康 B468

最高呼吸法：每天3分鐘讓身體活氧循環，啟動正念療癒力

作　　者／藤麻美子
監 修 者／川嶋朗
譯　　者／陳朕疆
主　　編／陳文君
責任編輯／李芸
封面設計／李小芸
出 版 者／世茂出版有限公司
地　　址／（231）新北市新店區民生路 19 號 5 樓
電　　話／（02）2218-3277
傳　　真／（02）2218-3239（訂書專線）
（02）2218-7539
劃撥帳號／19911841
戶　　名／世茂出版有限公司　單次郵購總金額未滿 500 元（含），請加 80 元掛號費
世茂網站／www.coolbooks.com.tw
排版製版／辰皓國際出版製作有限公司
印　　刷／傳興印刷股份有限公司
初版一刷／2019 年 8 月
二刷／2022 年 1 月
ＩＳＢＮ／978-957-8799-84-4
定　　價／300 元

MAIASA3PUN NO TANDENKOKYU DE KARADA MO KOKORO MO GENKI NI NARU
by Mamiko Fuji
Supervised by Akira Kawashima
Illustrated by Misako Tominaga

Original Japanese edition published by ASA Publishing Co., Ltd.

This Traditional Chinese edition published by arrangement with ASA Publishing Co., Ltd., Tokyo, through HonnoKizuna, Inc., Tokyo, and Bardon Chinese Media Agency